W0253958

BIBLIOTHEK VON COLER-VON SCHJERNING.
BAND XL.

Ueber die Meningokokken

und

die Meningokokkenerkrankungen

(Zerebrospinalmeningitis Weichselbaum, übertragbare Genickstarre).

Vortrag

von

Privatdozent Dr. **Georg B. Gruber,**
Stabsarzt d. R.,
Fachärztlicher Beirat für pathologische Anatomie der Festung Mainz.

Springer-Verlag Berlin Heidelberg GmbH 1918

ISBN 978-3-662-34749-2 ISBN 978-3-662-35069-0 (eBook)
DOI 10.1007/978-3-662-35069-0

Meine Herren!

Wenn man den behördlich sanktionierten Namen der Krankheit nennen hört, deren Pathologie und Aetiologie ich heute vor Ihnen besprechen möchte, dann ist man leicht geneigt anzunehmen, daß recht bestimmte Eigenschaften, nämlich die Starre der Nackengegend und die hohe Kontagiosität ständige und stereotype Charakteristika der Krankheit seien. Gewiß zeichnet sich die klassische Meningokokkenmeningitis durch Symptome aus, die den Ausdruck „Genickstarre“ rechtfertigen können, also durch „Nackensteifigkeit, Opisthotonus, Rigidität der Wirbelsäule, Spasmen der Beine, Spannung der Gelenke und der Bauchmuskeln“, um mit F. Kerschensteiner[1]) zu sprechen. Aber nicht immer tritt die Krankheit so klassisch in Erscheinung. Ja, wir müssen sagen, daß sie etwas Proteusartiges an sich hat, insofern sie sich nicht selten im Anfang eine Ausdrucksform wählt, welche den Arzt die wahre Sachlage verkennen läßt.

Beginnt man klinisch diese Erscheinungsformen zu sondern und einzuteilen, so stößt man auf Schwierigkeiten, da fließende Uebergänge von den schleichend einsetzenden und langsam verlaufenden Formen zu den jähen und brutal tötenden, bzw. zu den abortiven und günstig ausgehenden sehr wohl beobachtet sind. Nehmen wir zuerst den eben genannten jähen Verlauf an einem Beispiel vor: Einem Soldaten wird auf dem Exerzierplatz schlecht, er tritt ab, will sich zur Krankenstube begeben, bricht vor deren Türe bewußtlos zusammen, wird sofort mit dem Wagen ins Lazarett geschafft. Er ist hier nicht aus der Bewußtlosigkeit zu erwecken, schlägt aber unruhig um sich und phantasiert heftig, zeigt zyanotische Verfärbung des Gesichtes und der Hände und läßt beschleunigten Puls fühlen. Keine Spur von Nackensteifigkeit ist an ihm zu bemerken. Wenige Stunden

1) G. B. Gruber und F. Kerschensteiner, Ergebn. d. inn. Med. u. Kinderheilk. 1917. Bd. 15. S. 413. Jul. Springer, Berlin.

darauf tritt der Tod ein, nachdem sich vielleicht noch am Rumpfe ein ziemlich zarter, roseolärer oder auch ein deutlich petechialer Ausschlag bemerkbar gemacht hat. Die Leichenuntersuchung läßt als Todesursache eine Hirnhautentzündung durch Meningokokken feststellen.

Dieser außerordentlich akuten Meningitis siderans (Niemeyer) schließen sich andere Beobachtungen an, bei denen junge Leute zunächst über Mattigkeit klagen, dann eines Morgens an Rumpf und Gliedern von einem petechialen Ausschlag der Haut übersät sind. Zugleich mag bei ihnen die Sehkraft des einen oder beider Augen beeinträchtigt sein. Während nun der eine dieser Kranken, der so gut wie fieberlos bleibt und nur leichte Spannung in den Beinen zeigt, ein Hypopyon der vorderen Augenkammer erkennen läßt, das in kurzer Zeit zur Aufsaugung kommt — zugleich mit einem schnellen Rückgang der übrigen Symptome, läßt der andere neben der akuten Iridozyklitis und Glaskörpertrübung ein leise blasendes Mitralgeräusch, schmerzende Gelenkschwellungen, Rhonchi über den Lungen, unregelmäßigen Puls, Milzvergrößerung, leicht blutige Stühle und eiterigen Auswurf mit etwas Blut vermischt feststellen. Bei beiden Patienten ergibt die frühzeitig vorgenommene Lumbalpunktion Meningokokken im wenig getrübten Liquor. Während der eine in auffallend rascher Weise zur Genesung gelangt — ohne je Nackensteifigkeit gezeigt zu haben —, geht der andere, dessen Befinden auch durch Temperaturerhöhungen, Benommenheit, Pulsfrequenz und Atempausen immer besorgniserregender wird, schon nach recht kurzer Zeit zugrunde; bei ihm dauert die ganze Krankheit vom Beginn der Mattigkeit an nur wenige Tage; dabei ließ auch er jedes Zeichen von Nackenstarre vermissen. Häufig genug bewirkte in ähnlichen Fällen, die nicht gerade selten beobachtet wurden, der brutale Eintritt des schweren Symptomenbildes, bei dem bald Magendarmerscheinungen, bald Harnverhaltung oder mäßiges Bluthharnen im Vordergrund stand, im Zusammenhang mit der Benommenheit oder dem ungemein elenden subjektiven Befinden die Diagnose einer Vergiftung, ehe die Lumbalpunktion oder auch die Leichenöffnung erst das wahre Gesicht der Krankheit erkennen ließ.

Vergiftungen an genossenen Fisch- oder Fleischgerichten, Wurstvergiftungen, Vergiftungen mit ungehörig zubereitetem Schnaps, endlich die urämische Vergiftung spielen in diesem Sinne immer wieder eine irrtümliche Rolle. Nur die Lumbalpunktion kann den Sachverhalt klären, wenn nicht die Leichenöffnung nötig wird, ehe man noch zur Punktionsnadel greifen konnte.

Auch subakut verlaufende Fälle müssen durchaus nicht mit den klassischen Symptomen beginnen. Doch lassen sie dem Untersucher mehr Zeit zur Diagnose. Und wenn auch nicht gerade die Genickstarre im Vordergrund steht, so geben doch Muskelschmerzen, Gelenksteifigkeit, Hauthyperästhesien, Schmerzgefühl in allen Gliedern, dann das Kernig'sche Zeichen, Kopfweh mit oder ohne Pulsverlangsamung den Anlaß, an eine meningeale Reizung zu denken und aus dem Lumbalpunktat den wahren Sachverhalt zu erkennen. Und wie bei der Meningitis siderans die exanthematischen Erscheinungen auftreten oder fehlen können, so vermögen sie auch hier das Bild zu komplizieren oder vermögen gänzlich auszubleiben. Dazu gesellen sich Fälle, die in subakutem Verlauf durch mehrere heftige Attacken, jedesmal mit Ausbruch eines Ausschlages ausgezeichnet sind. Nimmt die Erkrankung ein schlimmes Ende, so treten natürlich die zerebralen Anzeichen schließlich stark in den Vordergrund: Nackensteifigkeit, Koma, Zyanose, Temperaturanstieg, Cheyne-Stokes'scher Atmungstypus künden das Ende an.

In diese subakute Erkrankungsgruppe fallen zumeist auch jene Beobachtungen, bei denen es sich um die mit den lehrbuchmäßigen Symptomen beginnende Zerebrospinalmeningitis handelt: Nackensteifigkeit, Muskelschmerzen, Hautüberempfindlichkeit, Kopfweh, Brechneigung, Harnverhaltung, Kernig'sches Phänomen, Pulsverlangsamung, hoher Fieberanstieg stehen im Vordergrund, Erscheinungen an der Haut, wie Herpes, urtikariaähnliche oder petechiale oder noch kompliziertere Exanthemeruptionen können sie begleiten. Ganz im Gegensatz hierzu stehen aber Fälle, bei denen zunächst tage- und wochenlang gerade exanthematische Erscheinungen an der Haut, Schwellungen an Gelenken, vielleicht auch Rachen- und Kehlkopfaffektionen, Bronchitis usw. vorangehen, ehe dies mehr oder weniger ausgesprochene Bild der Septikämie durch eine Meningitis ergänzt wird, welche endlich zwingenden Anlaß bietet, die ätiologische Diagnose der Meningokokkenerkrankung mittels des Lendenstiches herbeizuführen. In seltenen Vorkommnissen zogen sich schon diese, wenn ich so sagen darf, septikämischen Prodromi der Meningitis weit hinaus. Häufig genug aber wird die Meningokokkenerkrankung mit ausgeprägten Meningealsymptomen protrahiert, was dann für den Patienten nichts Gutes bedeutet. Unter Nachschüben kann sich die Krankheit hinziehen; der Blüte aller oder einzelner Symptome und hohem Fieber folgt eine allgemeine Remission, die wiederum einem heftigen Nachschub Platz macht. Sähe man nur die Fieberkurve, könnte man wohl an ein Wechselfieber denken, wie dies tatsächlich auch geschehen ist, zumal ja die Malaria durch meningitische Symptome kompliziert sein kann[1]). Nicht, daß hier stets ein letaler Ausgang folgen müßte! Jedoch neigen die langdauernden Fälle zur hydrozephalischen Entartung des Gehirns; sie führen immerhin oft genug zu Ertaubungen und Erblindungen, sie können schwere psychische und geistige Beeinträchtigungen dauernd nach sich ziehen.

Sie ersehen, meine Herren, aus diesen wenigen Beispielen die große Mannigfaltigkeit der Erscheinungen dieser Krankheit. Wo immer man hier anfangen möchte, zu systematisieren und einen stets sich selbst treuen Erscheinungstypus heraus zu fangen, stößt man auf Ausnahmen und Gegensätzlichkeit. Es besteht keine einheitlich gültige Fieberkurve, kein individuell charakteristisches Blutbild für die Krankheit. Die Auswahl und die Reihenfolge der auftretenden Symptome ist nicht typisch. Auch epidemiologisch ist das nicht anders. Erst glaubte man, es war in den sechziger Jahren des vorigen Jahrhunderts, die Zerebrospinalmeningitis als eine richtig gehende Soldatenseuche ansehen zu müssen; als eine Kasernenkrankheit, als ein Festungs- und Barackenübel hat sie gegolten. Dann lernte man, daß dies gleiche Uebel ein gefährlicher Feind der Kinder im frühen und frühesten Lebensalter ist. Und nun wissen wir namentlich durch Schlesinger's[2]) Arbeiten, dessen Erfahrungen ich durch analoge autoptische Befunde bestätigen kann, daß auch das späte Lebensalter für die meningeale Meningokokkenerkrankung anfällig ist, eine Tatsache, die freilich oft genug nicht richtig erkannt werden mag und zur irrtümlichen Diagnose arteriosklerotischer oder apoplektischer Gehirninsulte führen kann.

Und glaubte man andererseits lange genug, diese Krankheit sei nur als gefährliche Seuche, als hoch übertragbares Uebel aufzufassen, das in Form brutaler Epidemien kommt und geht, so wissen wir heute und müssen uns allgemein noch mehr daran gewöhnen, dieses Wissen zu vertiefen und wach zu erhalten, daß die Meningokokkenerkrankung allüberall in unseren Zonen sporadisch auftritt, daß sie uns in Form einer launenhaften Endemie in Atem hält und einen Prüfstein für das ärztliche Können und Erkennen bildet, daß sie ganz wahl- und regellos auftritt: bald in leichtester[3]), prognostisch

---

1) Duerck, Arch. f. Schiffs- u. Tropenhyg. 1917. Bd. 21. S. 118.

2) Wiener med. Wochenschr. 1908. Nr. 14 und Neurol. Zentralbl. 1912. Nr. 20.

3) Vgl. Schlesinger, Atypische und abortive Formen der epidemischen Meningitis beim Erwachsenen. Deutsche med. Wochenschr. 1916.

guter Form, wie z. B. in den sogenannten „pseudomyositischen", rheumatischen Fällen, bald aber auch in brutalsten Ueberfällen, denen die robusteste Gesundheit junger, vollkräftiger Männer in kürzester Zeit erliegen muß.

Das einzige, was diese vielen und verschiedenartigen Fälle der vom Säugling bis zum Greis, im Soldatenstand, wie beim Bürgertum auftretenden, mit mehr oder weniger deutlichen Allgemeinerscheinungen verknüpften Meningealerkrankung verbindet, das ist der Erreger. Und dieser Erreger ist der von Weichselbaum entdeckte Diplococcus meningitidis, der allgemein kurzweg als Meningokokkus bezeichnet wird.

Ueber die Natur dieses Erregers hat lange genug Unsicherheit geherrscht. Man wußte wohl wie er aussah; daß gestaltlich ein dem Gonokokkus durchaus gleichender, semmelförmiger Diplokokkus[1]) vorlag. Man lernte auch bald, daß diese Diplokokken mit Vorliebe von phagozytierenden Leukozyten aufgenommen werden; aber man war sich über das Verhalten des Bakteriums bei der Gramfärbung nicht klar. Und dies war deshalb gekommen, weil entweder in Fällen von Mischinfektion gramnegative und grampositive Diplokokken in ein und demselben Liquor gefunden worden waren, oder weil durch willkürliche Durchführung der Gram'schen Färbemethode von gut bewährten Regeln abgewichen worden war, oder weil bei tadelloser Gramfärbung eine Verwechselung mit dem in seinem Gramverhalten unsicheren, gestaltlich aber plumper erscheinenden Diplococcus crassus vorlag. Es ist also nötig, wenn man die bakteriologische Meningokokkendiagnose stellen will, sich großer Präzision beim Färben zu bedienen. Dafür sind von Kolle und Wassermann, wie von Lingelsheim bewährte Gramfärbungsrezepte gegeben worden[2]). Die

1) Der Meningokokkus ist zwar ein ausgesprochener semmelförmiger Diplokokkus. Jedoch findet man ihn sowohl in Sekretpräparaten, als namentlich in Kulturausstrichpräparaten oft in Tetradenformen gelagert. Auch erscheint nicht unwichtig, daß seine Korngröße recht verschieden ist. Auch das kann in Eiterpräparaten schon bemerkt werden, vor allem aber fällt es an Abstrichpräparaten von Kulturen auf. Hier sind Zweier- und Viererformen kleinsten Kalibers neben solchen von recht derber Korngröße neben- und durcheinander zu bemerken; ähnliches sieht man auch bei dem im ganzen plumperen Diplococcus crassus. Während dieser aber sich durch ein unsicheres Gramverhalten auszeichnet, sind die Weichselbaum'schen Meningokokken streng gramnegativ.

2) Vorschrift von Kolle und Wassermann, Klin. Jahrb., 1915, Bd. 15: 1. Färbung mit Karbolgentianaviolett 3 Minuten, 2. Entfärbung in 3 proz. Azetonalkohol (absol.) einige Sekunden, 3. Abspülen in Wasser, 4. Gegenfärbung in verdünntem Karbolfuchsin, etwa 10 Sekunden. Die Karbolgentianaviolettfarbe wird durch Lösung von 1 g Gentianaviolett in 10 ccm absoluten Alkohol hergestellt,

Einhaltung solcher Vorschriften ergibt, daß der Meningokokkus ein stetig gramnegativer Keim ist.

Genügen nun die morphologischen Anhaltspunkte zur Stellung der bakteriologischen Meningokokkendiagnose? Das kann man mit Entschiedenheit verneinen. Die Semmelform hat der Keim mit vielen anderen pathogenen und nichtpathogenen Keimen gemeinsam, ebenso das negative Verhalten gegen die Gramfärbung. Die Tatsache, daß er in Körpersekreten meist phagozytiert von farblosen Blutzellen gefunden wird, darf nicht als Regel ohne Ausnahme betrachtet werden. Denn die Phagozytose ist eine biologische Reaktion des infizierten Organismus, an der mehrere Faktoren Teil haben. Von ihrer Gesamtheit hängt es ab, ob sie vollkommen, teilweise oder gar nicht in Erscheinung tritt. Darum findet man gelegentlich im Lumbaleiter recht minimale Phagozytosebilder, recht viel extrazellulär liegende Meningokokken, ebenso wie andererseits Doppelkokken, die nicht mit dem Weichselbaum'schen Keim zu identifizieren sind, der leukozytären Freßtätigkeit zum Opfer fallen können.

Mag nun auch trotzdem für die Stellung der Diagnose im klinischen Laboratorium an Hand des durch Punktion gewonnenen, eiterigen Rückenmarkliquors die Betrachtung und Beurteilung des gefärbten Präparates allein genügen, was gelegentlich erst nach Anreicherung durch Zusatz von ewas Menschenserum oder Traubenzucker zum Punktat und mehrstündiges Einstellen in einen Thermostaten von 37° Brutwärme möglich wird, so ist doch, wenn irgend ausführbar, die kulturelle Identifizierung der Keime vorzunehmen. Diese muß unbedingt durchgeführt werden, wenn das Untersuchungsmaterial nicht dem Wirbelkanal entstammt, wenn es gar eine Mischflora enthält, wie dies bei Abstrichen von der Rachenschleimhaut die Regel ist.

Zur Kultivierung der Meningokokken haben sich zwei Verfahren als zweckmäßig erwiesen. Das eine bedient sich der v. Lingelsheim'schen Zuckernährböden, das andere bedient sich des Schottmüller'schen Menschenblutagarverfahrens, das speziell für die

---

welche mit 100 ccm einer 5 proz. wässerigen Phenollösung gut vermischt werden. — Die Lugol'sche Lösung soll aus 1 g Jod, 2 g Jodkali, 300 g destilliertem Wasser hergestellt werden. — Nach Lingelsheim, Klin. Jahrb., 1905, Bd. 15, werden die Präparate je 30 Sekunden in Karbolgentianaviolettlösung, in Lugol'scher Lösung und in absolutem Alkohol behandelt, mit Wasser abgespült, getrocknet und 1—20 Sekunden gegengefärbt; v. Lingelsheim benützte dabei folgende Karbolgentianamischung: 10 ccm einer konzentrierten alkoholischen Gentianaviolettlösung + 90 ccm einer 2,5 proz. Karbolwasserlösung. Zur Gegenfärbung hat er eine 20fache wässerige Verdünnung einer konzentrierten Lösung von Karbolfuchsin empfohlen.

Meningokokkenkultivierung von Zeißler und Riedel[1]), wie von Zeißler und Gaßner[2]) geprüft und brauchbar befunden worden ist. Meine eigene Erfahrung erstreckt sich lediglich auf die v. Lingelsheim'schen Nährböden, die ich stets wieder benützen würde und zur Vornahme bei Massenuntersuchungen empfehle, zumal man in bakteriologischen Untersuchungsämtern nur selten die Menschenblutmengen zur Verfügung hat, die nötig sind, um Hunderte von Menschenblutplatten zu gießen.

Was ist nun bei der Züchtung der Meningokokken zu berücksichtigen? Vor allem die Grundtatsache, daß diese Keimart zu ihrem Wachstum ein nicht zu stark denaturiertes Eiweiß verlangt, ein Eiweiß menschlicher oder tierischer Herkunft — im Gegensatz zum scheinbar nahe verwandten Gonokokkus, der nur auf menschlichem Eiweiß gedeihen will. Diesen Eiweißbedarf des Meningokokkus zu decken, dient menschliche Aszitesflüssigkeit. Auch Hammelblutserum oder Rinderblutserum kann man nach meiner Erfahrung mit Vorteil benutzen, nicht aber scheint nach Zeißler und Gaßner Pferdeserum empfehlenswert zu sein. Jedenfalls ist zu beachten und kann differentialdiagnostisch verwertet werden, daß die Meningokokken auf Peptonagar gar nicht oder nur recht kümmerlich gedeihen[3]).

Um nun zur Identifizierung der Meningokokken zu gelangen, hat v. Lingelsheim ihr Verhalten gegen verschiedene Zuckernährböden herangezogen. Durch Vergleichsuntersuchungen mit zahlreichen anderen Bakterien, die schmarotzend in den Nasen- und Rachenwegen des Menschen vorkommen und welche in der Form und im Gram-Verhalten mit den Meningokokken übereinstimmen, konnte er feststellen, daß in der Regel nur der Weichselbaum'sche Keim und ein einziger anderer Rachenkeim, der Diplococcus pharyngeus flavus III, Dextrose und Maltose zerlegen, während sie Lävulose, Galaktose, Mannit, Rohrzucker und Milchzucker nicht angreifen. Dabei wirkt der Diplococcus pharyngeus flavus III viel stärker auf Traubenzucker und Malzzucker ein, als dies die Meningokokken tun. Folgende Tabelle zeigt das Verhalten der einschlägigen Bakterien übersichtlich[4]).

1) Deutsche med. Wochenschr. 1917. Jahrg. 43. S. 258.

2) Zeitschr. f. Hyg. 1917. Bd. 84. S. 294.

3) Auf Serum und Aszitesnährböden bilden die Meningokokken einen feuchten, nicht sehr dicken, durchscheinenden Rasen. Die Gestalt der einzelnen, glasig hellen Kolonien ist mehr oder minder flach kalottenförmig; später können sie sich peripher ausdehnen, wobei eine leichte Wellung der Oberfläche entsteht. Dies Kulturwachstum ist beschränkt; über 4—6 mm Durchmesser hinaus vergrößern sich Einzelkolonien selten.

4) Vgl. Gruber und Kerschensteiner, Ergebnisse der inneren Med. u. Kinderheilk. 1917. Bd. 15. S. 431.

Keimart	Gram-Verhalten	Zerlegung von								
		Dextrose	Lävulose	Galaktose	Dulcit	Rohrzucker	Maltose	Milchzucker	Indulin	Mannit
Gonokokken	—	+	—	—	—	—	—	—	—	—
Meningokokken	—	+	—	—	—	—	+ (—)	—	—	—
Diplococcus pharyngeus flavus III	—	++	—	—	—	—	++	—	—	—
Diplococcus pharyngeus flavus II	—	+	+	—	—	—	+	—	—	—
Diplococcus pharyngeus flavus I	—	(+)	+	—	—	—	+	—	—	—
Diplococcus pharyngeus siccus	—	+	+	—	—	—	+	—	—	—
Diplococcus crassus	+ (—)	+	+	+	—	+	+	+	—	—
Micrococcus catarrhalis	—	—	—	—	—	—	—	—	—	—
Micrococcus cinereus	—	—	—	—	—	—	—	—	—	—

Meningokokken und Vertreter des Diplococcus pharyngeus flavus III wird man endlich zumeist unschwer durch das Agglutinationsverfahren unter Anwendung eines polyvalenten hochwertigen Meningokokken-Antiserums differenzieren können.

In der Praxis ist es nun aber gar nicht nötig, alle die von v. Lingelsheim benutzten Zuckerarten anzuwenden. Vielmehr benutzt man nur Lävulose, Dextrose und Maltose, welche man den Serumagarnährböden oder den Aszitesagarnährböden zusetzt, die nun noch als Indikator für die Zuckerzerlegung eine Beigabe von Lackmuslösung in schwach alkalisiertem Zustand erhalten[1]); falls man Material mit

1) Zur Anfertigung solcher Böden hält man sich Aszitesflüssigkeit oder Rinderblutserum vorrätig, das man mit einigen Kubikzentimetern Chloroform versetzt hat und im Verlauf von 3—4 Tagen drei- bis viermal je eine Stunde lang in einem Wasserbad von 56° gehalten, also fraktioniert sterilisiert hat. Ebenso hält man vorrätig die durch die Firma Merck in Darmstadt bezogenen Zuckerarten in 10proz. wässerigen Lösungen, wobei als Lösungsmittel direkt eine Kubel-Tiemann'sche Lackmuslösung dient; auf je 100—125 ccm dieser Zuckerlackmuslösung gibt man je 0,4—0,6 ccm Normalsodalösung zu. Zur Herstellung der Nährböden im großen gibt man zu je 1 Liter des nicht über 60° warmen 3proz. Pepton- oder Nutroseagars, der vom Lackmusneutralpunkt ab noch mit 5 ccm einer 10proz. Kalilauge versetzt wurde, je 250 ccm des sterilen Aszites oder Rinderblutserums und 125 ccm der entsprechenden Zuckerlackmuslösung. Die Nährböden zeigen nach dem Erkalten eine schöne blaue Farbe und sollen klar durchsichtig sein (vgl. Waldmann und Mayer, Münch. med. Wochenschr., 1910, S. 475). Handelte es sich darum, nur einzelne Petrischalen mit solchem Nährbodenmaterial zu beschicken, so gab ich in jede Schale 3 ccm Lackmuszuckerlösung, die so weit mit Normalsodalösung versetzt war, daß sie eben in zarter Weise anfing das prüfende Lackmuspapier zu bläuen; dazu kamen dann 3 ccm Aszites oder Serum, endlich 15 ccm des 3proz. abgekühlten Agars; durch Schwenken und Schaukeln der Platte sorgte ich für gute Durcheinandermischung und ließ erstarren. Nach dem Erkalten sollen die Platten, die nicht viel Kondenswasser abscheiden, in der Durchsicht blau sein und einen leicht rötlichen Schimmer haben. Zwischen Deckel und Boden der beimpften Schale legt man zweckmäßig auch ein etwas überstehendes, in den Deckel einzupressendes, steriles Filtrierpapier.

einer Mischflora zu untersuchen hat, also einen Rachensekretabstrich, geht man nunmehr so vor, daß man durch einmaliges, leichtes Abstreichen der Tupfersonde auf einem schmalen Randbezirk des Lävulosenährbodens die Schale beimpft und durch einmaliges, hierzu senkrechtes Ausstreichen mit dem dreieckigen Glasspatel nach Drigalski das Impfmaterial auf einen größeren Schalenbezirk verbreitet. Nach 24- bis 48 stündigem Verweilen der Nährböden bei 37° werden die glasig blauen, durchsichtigen, nicht schleimig gewachsenen, nahezu halbkugeligen, kleinen, runden Kolonien vorsichtig abgestochen und 1. auf einen gewöhnlichen, zusatzlosen Peptonagar, 2. auf den Dextrosenährboden übertragen. Gehen auf dem Peptonagar üppige Kolonien an, so handelt es sich nicht um Meningokokken, die, wie schon gesagt, auf diesem Nährsubstrat zumeist überhaupt ausbleiben. Auf Dextrosenährböden wachsen die Meningokokken unter leichter Rötung, die manchmal nur in der Randzone der Kolonien bemerkbar ist; ebenso verhalten sie sich auf Maltosenährböden, nur daß hier die Rötung vielleicht noch distinkter erscheint. Ja, mitunter mag sie hier ganz ausbleiben, worüber neuerdings namentlich Klinger und Fourman[1]) berichtet haben. Mir selbst ist neuerdings ebenfalls wiederum ein durch Lendenstich von einem meningitischen Säugling gewonnener Meningokokkenstamm begegnet, der unmittelbar nach der Gewinnung aus dem Punktat Maltose ganz schwach zerlegte, während er nach wiederholter Ueberimpfung in der 12. Generation wieder geprüft die ganz analog angefertigten Maltoseböden nicht mehr zersetzen konnte. Ein anderer Meningokokkenstamm aus der Leiche eines bakteriämisch verstorbenen Kindes spaltete zunächst Maltose deutlich, während die Keime in der 5. Generation nur mehr sehr spärliches Maltosespaltungsvermögen erkennen ließen. Diese Beobachtungen veranlassen mich, neuerdings in der Spaltungstafel der Meningokokken in die Rubrik Maltose das Zeichen $\frac{+}{(-)}$ zu setzen. Später werde ich noch einmal auf diese Erscheinung zu sprechen kommen. Jetzt sei zunächst der weitere Gang der Untersuchung zu Ende geführt.

Wir haben noch einige Mittel, die Meningokokkennatur zu bestätigen, nämlich die Präzipitations-, die Agglutinations- und die Komplementbindungs-Prüfung unter Anwendung spezifischer Meningokokken-Antiseren. Von diesen Methoden kann praktisch auf die Präzipitationsreaktion und den ziemlich umständlichen Komplementbindungsversuch verzichtet werden. Nicht aber auf das Agglutinations-

1) Münch. med. Wochenschr. 1915. S. 1037.

phänomen, wenn es hier auch mitunter nicht so viel leistet, als wir wünschen möchten, und nicht so hochwertig arbeitet, als wir es beim Typhus gewöhnt sind.

Die Agglutination der auf Dextrose- und Maltosenährböden unter leichter Säuerung gewachsenen Keime nimmt man makroskopisch in Pröscher'schen Schälchen vor. Man reibt die fraglichen Kokken mit der Oese in die fallenden Verdünnungen des Meningokokkenserums gründlich ein. Die Beobachtung geschieht sowohl bei 37° als bei 55° und soll erst nach 24 Stunden als abgeschlossen gelten. Der Grad der stärksten Serumverdünnung bei eben noch positiver Agglutinationsreaktion ist bei frisch gezüchteten Meningokokken nicht immer nahe dem Endtiter des Serums. Nach unseren ziemlich reichen Erfahrungen muß man sich oft schon mit positivem Ausfall bei Serumverdünnungen von 1 : 100 bis 1 : 200 zufrieden geben, obwohl das gleiche Serum noch bei Verdünnung von 1 : 1000 spezifisch wirksam sein sollte. Ja, in seltenen Fällen sprechen Keime, die ihrem ganzen übrigen Charakter und ihrer Herkunft aus dem Meningealsack eines Meningitikers nach nichts anderes sein können als Meningokokken, beim Agglutinationsversuch überhaupt nicht an. Hier würde noch die Möglichkeit bestehen, mit solchen Keimen ein Tier zu immunisieren und das gewonnene Immunserum gegenüber altbekannten, gut spezifisch agglutinablen Meningokokken in Reaktion zu setzen; aber dabei sei gleich betont, daß das Arbeiten in diesem Sinne seine Schwierigkeiten hat; erstens gehen Meningokokkenkulturen leicht ein, sie sind sehr widerstandslos; zweitens läßt sich bei unseren gebräuchlichen Laboratoriumstieren mit Meningokokken nach meiner Erfahrung nicht leicht eine hochwertige Immunität erreichen. Auch hat man nicht stets und nicht überall einen altbekannten, gut agglutinablen Meningokokkenstamm zur Verfügung[1]). Da züchtet man lieber geduldig Tag für Tag den neu gewonnenen erst noch so spröden Stamm auf Serumböden behutsam fort, um nach einiger Zeit die Agglutinationsprobe mit dem hochwertigen, polyvalenten Meningokokkenserum zu wiederholen. Dabei tritt dann in der Regel die Agglutination ein; man wird dann auch die Bemerkung machen, daß es anderer als Körpertemperatur zur Agglutination nicht mehr bedarf.

---

1) Eine Gruber-Widal'sche Prüfung des Blutserums von Meningitiskranken gegenüber bekannten Meningokokken mittels der Agglutinationsprobe ist völlig zwecklos, da diese Probe für die Meningokokkendiagnose nur mit so geringen Titerwerten arbeitet, wenn sie überhaupt arbeitet, daß die Resultate, gemessen an Kontrollen mit Normalblutserum oder mit Kochsalzlösung äußerst unzuverlässig erscheinen müssen.

Damit muß ich kurz ein mehr theoretisches als praktisches Gebiet streifen. In Arbeiten von Friese und Müller[1]) wie von Sachs-Mücke[2]) wurde ein Gegensatz zwischen echten Meningokokken und sogenannten „S-Kokken" oder „Pseudomeningokokken" betont. Die echten würden bei 55° gut durch ein spezifisches Meningokokkenserum agglutiniert, dagegen nicht die Pseudomeningokokken und S-Kokken, für welche die Agglutination bei 37° spezifisch sei. Gleichwohl ergaben Immunisierungsversuche mit Pseudomeningokokken und S-Kokken ein Antiserum, das auch echte Meningokokken gut agglutiniert, was mir sehr dafür zu sprechen scheint, daß eben diese Pseudomeningokokken und S-Stämme, die morphologisch und kulturell den Meningokokken entsprechen, auch sonst Meningokokken sind. Daß solche Keime gelegentlich bei influenzaartig Erkrankten oder gar im Nasenschleim Gesunder gefunden werden, besagt nichts gegen ihre Natur als echter Meningokokken. Jedenfalls ist die Frage des Vorkommens von Pseudomeningokokken im Sinne von Sachs-Mücke nicht eindeutig erledigt, und spricht das Studium klinischer Meningitisfälle mit scheinbar atypischen Meningokokken nicht im Sinne dieses Autors.

Der Begriff „Pseudomeningokokken" ist außerdem recht verwirrend; denn er wird nicht einheitlich gebraucht. Die einen, z. B. Kutscher[3]), nennen so alle Semmelkokken, die sich weder mikroskopisch noch kulturell, wohl aber serologisch vom Meningokokkus abtrennen lassen, die anderen, z. B. Dujarin de la Rivière[4]), bebenennen so alle morphologisch gleichen, aber schon kulturell sich anders verhaltenden Diplokokken. Auch Dopter[5]) läßt Pseudomeningokokken durch das Zuckerspaltungsvermögen und den Agglutinationsausfall von echten Meningokokken verschieden sein, während er die gestaltlich, färberisch und kulturell den Meningokokken gleichartigen, aber mit Antimeningokokkenserum nur schwer oder gar nicht zur Verklumpung zu bringenden Diplokokken als „Parameningokokken" bezeichnet hat. Diese hinwiederum konnte er in α-, β- und γ-Stämme scheiden[6]). — Hinsichtlich dieser Dopter'schen Unter-

1) Klin. Jahrbuch. 1909. Bd. 20. S. 321.

2) Klin. Jahrbuch. 1911. Bd. 24. S. 425 und Hygien. Rundschau. 1911. S. 653.

3) Kolle-Wassermann, Handbuch d. pathog. Mikroorganismen. 2. Aufl. 1912. Bd. 4. S. 589.

4) Méningites à pseudoméningocoques et méningites à parameningocoques. Paris 1912.

5) Compt. rend. soc. biol. 1909. T. 66. No. 25.

6) Compt. rend. soc. biol. 1914. T. 77. p. 231.

scheidung mittels der Agglutination muß das gleiche gelten, als vorhin über die Sachs-Mücke'schen Pseudomeningokokken ausgesagt worden ist. Hier müssen weitere eingehende Untersuchungen erst Klarheit schaffen, ob nicht und inwieweit Veränderungen in den Vorbedingungen der Züchtung, der Nährsubstrate bei ein und derselben Bakterienart phänogene und reversible, änderungsfähige Erscheinungen hervorgerufen haben, ähnlich wie dies Fürst[1]) für den Vibrio Finkler-Prior geglückt ist. Auch hier könnte[2]) eine Erscheinung vorliegen, die auf „Nachwirkung" von Einflüssen vorausgehender, eigenartiger Existenz- und Wachstumsbedingungen beruht, auf einer Nachwirkung, die bei längerer Fortzüchtung ausgemerzt werden kann, um auch das Reaktionsbild des fortgezüchteten Keimes verändert, variiert, aber durchaus nicht mutiert, erscheinen zu lassen.

Meine Herren! Unter dem Eindruck der hohen Wichtigkeit der Vererbungsgesetze in der Biologie und der fast fatalistisch anmutenden Vererbungsrichtungen, die das Studium der Mendel'schen Versuche und ihre Anwendung auf höhere Lebewesen erkennen ließ, wandte sich in der letzten Zeit vor dem Kriege das Interesse auch der Bakteriologen stark dem Mutationsproblem zu. Auch die Meningokokken sind durch Köhlisch[3]) in die Diskussion über Mutationsformen bei Bakterien hereingezogen worden; allerdings sind Köhlisch's Ausführungen wenig geignet, Licht über dies schwierige Gebiet zu verbreiten, da er offenbar einem technischen Lapsus zum Opfer fiel und von einem Fall mit Mischinfektion ausgegangen ist. Wenn man unter Mutation das Auftreten neuer Arteigenschaften auffassen muß, von Arteigenschaften, welche ein verändertes Bild der Zusammensetzung der einzelnen bei der Fortpflanzung der Art wirkenden Keimfaktoren, der „Gene" in sich schließen, sei es, daß neue Erbanlagen hinzugewonnen oder alte ausgemerzt wären, so kann man sagen, daß bisher hinsichtlich der Meningokokken eine richtig gehende Mutation nicht bekannt geworden ist. Immerhin verdienen aber, wie gesagt, die als Pseudo- und Parastämme benannten Abarten oder Varianten unser ganzes theoretisches Interesse, weil sie uns vielleicht in Laboratoriumsversuchen dartun können, wie weit biologische Funktionen von Mikroorganismen durch veränderte Umwelts- und Stoffwechselbedingungen veranlaßt werden, ihre Funktionserscheinungen zu variieren. Ich bezweifle nicht, daß das sogenannte atypische Verhalten mancher Meningokokkenstämme gegenüber Maltoseserumlack-

1) Arch. f. Hyg. 1914. Bd. 83. S. 350.
2) Vgl. Max v. Gruber, Arch. f. Hyg. 1914. Bd. 83. S. 391.
3) Zeitschr. f. Hyg. u. Inf.-Krankh. 1915. Bd. 80. S. 404.

musnährböden seine Erklärung in diesem Sinne finden wird, zumal schon Stämme gesehen worden sind, die erst nach längerer Fortzüchtung außerhalb des Menschen ihr Maltosespaltungsvermögen eingebüßt haben [Klinger und Fourmann[1])].

Man kann nun natürlich einwenden, daß der Artnachweis fraglicher Keime recht schwierig und heikel ist, wenn solche Varianten vorkommen, die bald ein Zuckerspaltungsvermögen vermissen lassen, bald sich nicht regelrecht spezifisch agglutinieren lassen, oder die sich schon spontan in gewöhnlichem, unspezifischem Serum zusammenballen, was ebenfalls beobachtet ist. Würdigt man mit Georg Mayer[2]) diese tatsächlichen Vorkommnisse, so wird man feststellen müssen, daß der Artnachweis der Meningokokken erst schwierig wird, „wenn der Keim nicht aus der Lendenstichflüssigkeit gezüchtet ist, sondern aus Nasenrachenraum, aus Blut, aus irgend einem Körperteil einschließlich Gehirn und Rückenmark bei der Leichenöffnung". Andererseits wird man aber an Kulturen, die man von Patienten durch Lumbalpunktion erhielt und die zweifellos sichere Meningokokken darstellen, geradezu als Identitätskulturen bezeichnen und mit ihnen so und so oft feststellen können, daß eben die spezifische Agglutination auch mit hochwertigen, polyvalenten Seren manchmal kaum in einer höheren Verdünnung als 1 : 200 gesehen wird, wenn diese überhaupt erreicht wird. Wir dürfen also, wie vorhin schon einmal ausgesprochen wurde, keine Aus-Agglutination bis zum Endtiter verlangen. Wir dürfen uns andererseits nicht auf eine Methode der bakteriologischen Feststellung verlassen, sondern müssen kritisch jede Methode, die färberische, kulturelle, biologische heranziehen.

Allerneuestens haben Zeißler und Gaßner[3]) darüber geklagt — und gewiß nicht mit Unrecht —, daß in vielen Arbeiten über Meningokokkenmeningitis nichts über die Art der Feststellung der Meningokokkennatur angegeben ist. Gaßner[4]) speziell hat in einer Riesenuntersuchung von 10000 Menschen die Rachensekrete auf Genickstarrekeime geprüft; man darf füglich annehmen, daß er die Methoden zur Feststellung der Meningokokken genauestens kennen lernte und beurteilen kann. Diese Autoren nun ziehen der v. Lingelsheim'schen Kultivierungs- und Differenzierungsmethode die Züchtung auf Menschenblut-Traubenzuckeragarplatten vor und prüfen die ver-

1) Münch. med. Wochenschr. 1915. S. 1037.

2) Kritische Darstellung der Forschung der übertragbaren Genickstarre in Beziehung zur Immunität. Jahresber. über d. Ergebn. d. Immunitätsforsch. 1910. S. 245. Enke, Stuttgart.

3) Zeitschr. f. Hyg. 1917. Bd. 84. S. 294.

4) Zeitschr. f. Hyg. 1917. Bd. 84. S. 279.

dächtigen Keime mittels der Agglutination nach. Auch Zeißler und Riedel[1]) haben die Schottmüller'sche Blutplatte in dieser Hinsicht angewandt. Meningokokken wachsen auf ihnen — analog den Gonokokken — in einer Gestalt, Farbe und Konsistenz, welche allein schon bei makroskopischer Prüfung der Kolonien mehr für die Differentialdiagnose der Meningokokken besagen sollen, als manche andere Ergebnisse auf sog. „Spezialnährböden". An Form sind die Meningokokkenkolonien hierbei kreisrund, sie schwanken im Durchmesser zwischen 1 und 6 mm (nach ein- bis mehrtägiger Bebrütung). Kleinere Kolonien erheben sich etwa $^1/_2$ mm, größere bis 1,5 mm über dem Nährboden; größere Kolonien tragen mitunter knopfförmige Auflagerungen. Die Oberfläche der Kolonien zeigt matten Glanz, ihre Farbe ist stets grauviolett, ihre Konsistenz entspricht der eines wasserarmen Kartoffelbreies. — Selbstredend wird man stets in den Fällen gerne den Zeißler-Riedel'schen Nachweis führen, in denen es sich darum handelt, bei bakteriämieverdächtigen Kranken das Venenblut kulturell zu untersuchen[2]).

Sie ersehen aus diesen gerne etwas breiter gehaltenen Darlegungen, meine Herren, daß die bakteriologisch, restlos einwandfreie und vollständige Meningokokkendiagnose keine leichte Sache ist. Sie erfordert eine gewisse Uebung in der bakteriologischen Laboratoriumstechnik und erfordert eine gewisse Einrichtung, ein Gerüstetsein auf alle Eventualitäten des Nährbodenbedarfs, der vergleichenden Untersuchung, des serologischen Nachweises, wie dies in primitiven Behelfslaboratorien meist nicht der Fall ist. Und vor allem erfordert die Durchführung der Meningokokkendiagnose ein kritisches Urteil gegenüber den wachsenden Keimen. Für den kritischen Bakteriologen wird es ziemlich einerlei sein, ob er seine Resultate mit den von Lingelsheim'schen Methoden erhält oder mit der Zeißler-Riedel-Gaßner schen. Für weniger geschulte bakteriologische Arbeiter da-

1) Deutsche med. Wochenschr. 1917. Bd. 43. S. 258.

2) Kutscher empfahl hierfür folgende Technik: Er fängt etwa 20 ccm Venenblut in mehrere Bouillonkölbchen auf, denen Aszites oder Serum beigegeben ist und die sich bei Probebrütung als steril erwiesen haben. In flüssigen Nährböden wachsen Meningokokken in der Regel zunächst sehr spärlich. Wenn nach 1—3 Tagen gramnegative Diplokokken in Ausstrichen aus der Aszitesbouillon nachweisbar sind, sät man zur weiteren Differenzierung und zur Gewinnung von Reinkulturen auf Aszites oder Serumagarplatten aus. — Dieser Methode gegenüber ist das Blutplattenverfahren mit Traubenzuckerzusatz allerdings vorzuziehen. Hierbei läßt man das Krankenblut in die sterilisierte Traubenzuckerlösung fließen und benützt die Mischung zusammen mit Agar zur Herstellung von Blutplatten. Doch soll man sich nicht auf eine Platte verlassen, sondern stets eine größere Reihe anlegen, d. h. ein größeres Quantum Blutes verarbeiten. Damit steigt bei spärlicher Bakteriämie die Gewähr dafür, daß man den einen und anderen Blutkeim erfaßt hat.

dagegen ist die strenge Einhaltung der Zeißler-Gaßner'schen Vorschläge[1]) zweifellos von großer Bedeutung. Der zeitliche Ablauf der ganzen Untersuchung dürfte im einen, wie im anderen Falle gleich sein; handelt es sich um Feststellung von Meningokokken aus einem Sekret mit allerlei Keimesarten, so darf man immerhin mit 3 bis 5 Tagen rechnen, bis ein endgültig entscheidendes Resultat gewonnen ist.

Wollen wir uns nunmehr der Frage zuwenden, wo, das heißt in welchen Organsystemen bzw. Organprodukten die Meningokokken festgestellt wurden! Der oft gebrauchte Name für den Weichselbaumschen Keim „Diplococcus meningitidis“, nicht weniger die Bezeichnung Meningokokken weisen darauf hin, daß der Hirnhautsack und die Hirnflüssigkeit zuerst und zu allermeist als Fundort in Betracht kommen. Hier sind sie wohl auch am regelmäßigsten bei der Meningokokkenerkrankung aufzufinden, so regelmäßig, daß die Meningitis noch heute als der Mittelpunkt der Erkrankung gilt, und davon die Krankheitsbenennung und damit die Krankheitsauffassung abhängig wurde, worauf ich später zurückkommen werde. Dieser Fundort der Meningokokken ist auch allgemein ärztlich bekannt. Weniger bekannt war und ist aber, daß es häufig gelungen ist, aus dem Blut der Meningokokkenerkrankten den Keim zu züchten. Eine ganze Reihe von Autoren haben darüber berichtet[2]). Diese Meningokokkämie konnte sowohl in Verbindung mit Meningitis als ohne die Anzeichen einer solchen, oder doch als Vorläufer derselben von verschiedenen Seiten festgestellt werden. Ich darf hierbei auf die Beobachtungen von Salomon[3]), Ghon[4]), Zeißler und Riedel[5]) und Kerchensteiner-Fahrig[6]) hinweisen, welche ein derartiges Verhalten deutlich illustrieren. Weiterhin sind von klinischer und pathologisch-anatomischer Seite Meningokokken an den verschiedensten Metastaseorten angetroffen worden. Man fand sie im eitrigen Herzbeutelexsudat, in der entzündlichen Pleuraflüssigkeit, im peritonitischen Erguß. Sie wurden im Eiter entzündeter Gelenke, im Bindehautsekret, im Kornealgeschwürsaft, im Sputum, wie im Lungensaft von pneumonischen Herden, in Nebenhöhlenempyemen, im Inhalt von Herpesbläschen, in furunkelähnlicher Hauteiterung, in exanthematischen Hauteruptionen,

1) Zeitschr. f. Hyg. 1917. Bd. 84. S. 294.
2) Vgl. Gruber und Kerchensteiner, Ergebn. d. inn. Med. u. Kinderheilk. 1917. Bd. 15. S. 449.
3) Berl. klin. Wochenschr. 1902. S. 1045.
4) Verein deutscher Aerzte in Prag. Münch. med. Wochenschr. 1916. Nr. 26.
5) Deutsche med. Wochenschr, 1917. Bd. 43. S. 258.
6) Gruber-Kerchensteiner, Ergebn. d. inn. Med. u. Kinderheilk. 1917. Bd. 15. S. 484. (Perakuter Fall.)

in endokarditischen Auflagerungen, in myokarditischen Infiltrationen, im spermatozystitischen, im epididymitischen und im orchitischen Eiter, sowie im Milzsaft festgestellt[1]). Vor allem aber fand man sie auch im Schleim der entzündeten oder unveränderten Rachenorgane vieler Menschen — und zwar solcher, die in schwerer Meningokokkenerkrankung darniederlagen, solcher, die in der Umgebung von Meningokokkenkranken weilten, und solcher, die zu Epidemiezeiten mit Meningokokkenkranken nicht in Berührung gekommen waren, wie ja auch in gesunden Zeiten gesunde Meningokokkenträger durch Rachenschleimuntersuchung festzustellen waren. Bei der Behandlung der Frage nach der Pathogenese der Meningokokkenerkrankung wird das Keimträgerproblem noch eingehender zu behandeln sein.

Zunächst möchte ich Sie nun bitten, mit mir alle die mehr handgreiflichen, d. h. leicht zu überschauenden und zu kontrollierenden Befunde durchzugehen, ehe wir uns an die kritische — allgemein pathologische und allgemein ätiologische Bewertung der vielen speziellen Feststellungen machen. Es sei deshalb nunmehr der Leichenbefund bei Meningokokkenerkrankten behandelt! Ich werde dabei so vorgehen, daß Ihnen zunächst jeweils das makroskopische Bild vertraut wird, dem sich sofort, soweit dies möglich ist, die mikroskopischen Einzelheiten anschließen sollen.

Daß die Meningokokkenerkrankung am häufigsten ihren Sitz in den Hirnhäuten hat, soll uns nicht abhalten, die Beschreibung so zu formulieren, als hätten wir an einer Leiche mit unbekannter klinischer Vorgeschichte die Obduktion vorzunehmen, in deren Verlauf auch Schädel, Gehirn und Rückenmark, aber nicht in erster Linie, zu Wort kommen. In der anzuschließenden, mehr allgemeinen Epikrise und im pathogenetischen Teil wird die Bewertung der einzelnen Krankheitsherde ins gebührende Licht zu setzen sein.

Die Leichen von Meningokokkenmeningitikern, namentlich diejenigen von kleinen Kindern, fallen mitunter, aber auch nur mitunter — wenn die Totenstarre noch nicht gelöst ist —, durch eine eigentümliche Körperhaltung auf. In der Fortdauer der während des Lebens bestehenden Nackenstarre ist dann der Schädel stark nach hintenüber gebeugt, der vordere Halskontur springt mit dem sich deutlich kenntlich machenden Kehlkopfgerüst stark vor. Der Bauch ist gespannt und kahnförmig eingezogen. In einem von mir beobachteten Fall, der ein 8 Monate altes Kind im hydrozephalischen Stadium mit ausgeprägten tetanischen Krämpfen während der sich

1) Vgl. Gruber und Kerchensteiner, Ergebn. d. inn. Med. u. Kinderheilk. 1917. Bd. 15. S. 449.

lang hinziehenden Krankheit betraf, wies die Leiche eine Stellung der Vorderarme und Hände auf, die absolut der Pfötchenstellung bei Tetanie entsprach, eine Stellung, wie ich sie in den agonalen Krampfzuständen des gleichen Kindes schon aufs stärkste ausgeprägt gesehen hatte. Waren die Patienten lange krank, wie dieses Kind, starben sie unter der Wirkung eines Hydrozephalus, so ist ihr Körper meist skelettartig mager. Im Gegensatz dazu zeigen akut Erkrankte und Verstorbene oft robusteste anatomische Konstitution, muskulöse Formen und best ausgebildetes Fettpolster.

Das Verhalten der Haut ist durchaus wechselnd; abgesehen von den Totenflecken, über die nichts besonderes zu sagen ist, zeigen die sehr schnell und vor allem die unter Krämpfen Verstorbenen oft ein zyanotisches, graurotes Aussehen des Gesichtes und Halses, wohl auch der Finger. Die Schädelschwarte ist dann meist ebenfalls sehr blutreich. Die Bindehäute sind manchmal stark injiziert. In den exanthematischen Fällen ist der Befund an der Haut des Rumpfes und der Extremitäten äußerst wechselnd[1]). Treten klinisch makulöse, papulöse, vesikulöse, urtikariaartige, masernähnliche Erscheinungen auf, kleine roseoläre Eruptionen, feine spritzerartige petechiale Affekte und breite, blutige Hautsuffusionen, die mitunter zentral gangränös und eitrig werden können, knotige Infiltrationen und pustulöse Einschmelzungen, so zeigen auch die im Stadium solcher Exantheme Verstorbenen recht eindringliche Bilder. Roseoläre, makulöse, petechiale und zentral nekrosierende blutfleckige Ausschläge kamen mir öfter auf dem Sektionstisch vor; seltener — und dann nur an frischen Leichen — sieht man noch papulöse Affekte[2]). Die zentral eitrig und nekrotisch gewordenen, peripher von dunklem Blutungssaum umgebenen Ausschlagsstellen machen oft einen ekthymaartigen Eindruck. Die Eruptionen sind ganz unregelmäßig verteilt, kommen gelegentlich auch im Gesicht vor, selbst im Bindehautbereich. Neben feinsten flohstichartigen Pünktchen bis zu handgroßen, zusammenfließenden und landkartenartig, unregelmäßig geformten Unterhautblutungen sind alle Uebergänge möglich.

Für diese Hauterscheinungen, die gerade während des Weltkrieges im Winter 1914 auf 1915 in Mitteleuropa bei Meningokokkenerkrankungen häufig zu sehen waren, gibt es keine einheitliche und typische histologische Ausdrucksform. In einfachsten Fällen findet man nur Blutaustritte in die Lederhaut; entzündliche Erscheinungen können dabei völlig fehlen. Gelegentlich findet man aber auch schwere,

1) Vgl. G. B. Gruber, Deutsches Arch. f. klin. Med. 1915. Bd. 117. S. 250.
2) Gruber und Kerchensteiner, l. c. S. 455.

als Nekrose anzusprechende Gefässveränderungen der kleinen Arterien des Koriums, eine richtig gehende Arterionekrose [E. Fraenkel[1])] mit Thrombosierung des betreffenden Abschnittes. Endlich machten mir meine eigenen Untersuchungen den Eindruck, daß vielfach primäre, vielleicht nur gering ausgebreitete akute vaskuläre und perivaskuläre Entzündungsprozesse vorliegen, die in allen Schichten der Haut Veränderungen zu setzen vermögen und die zum mindesten von kapillärer Hyperämie, oft von Diapedesisblutungen begleitet sind. Mitunter fanden sich aber sehr stark ausgeprägte Entzündungsbilder, die nicht nur in Begleitung der Gefäße, sondern auch diffus im Korium zur Geltung kamen, die Papillen der Lederhaut durchaus nicht verschonten und selbst die Ernährung der Epidermis beeinträchtigten, was aus deren veränderter Färbbarkeit, aus ihrer Kernhyperchromasie oder Hypochromasie, aus ihrer Vakuolenbildung, eventuell aus totaler Nekrose, wie aus der deutlichen Leukozytendurchwanderung zu erkennen war. Aber auch ins subkutane Zellgewebe kann der Prozeß vordringen. Namentlich werden nicht selten Infiltrationsherde um die Schweißdrüsenknäuel gefunden. Nach Benda[2]) beteiligen sich die Arterien mehr an diesen Prozessen als die Venen. Die Infiltrate bestehen meist in einer Ansammlung polymorphkerniger Zellen; Lymphozyten, Plasmazellen, Mastzellen fand ich kaum am Prozeß beteiligt. In einem Teil der untersuchten Fälle ist es verschiedenen Autoren, zuerst Benda und Pick[3]), gelungen, in den Hautaffekten gramnegative Diplokokken nachzuweisen. Namentlich Pick's Befunde sind äußerst demonstrativ. Er konnte Schnitte durch Hautgefäße abbilden, wo alle Leukozyten von Doppelkokken vollgepfropft sind, und außerdem noch freie Doppelkokken im Blut schwimmen. Diesem Befund gleich zu stellen sind die Mitteilungen von Skilton[4]) und von Rusca[5]), die bei der zytologischen Untersuchung des durch Hautstich gewonnenen Blutausstriches reichliche Meningokokken färberisch feststellen konnten.

Es darf hier eingeschaltet werden, daß das Auftreten solcher Exantheme bei Meningokokkenkranken öfter schon zu einer Zeit erfolgt ist, in der alle anderen Symptome noch nicht ausgeprägt waren — mit Ausnahme des meist schweren Eindrucks einer Infektionskrankheit oder doch einer heftigen Intoxikation. Das waren dann die Fälle, die, wie schon erwähnt, gelegentlich Fehldiagnosen

1) Beitr. z. pathol. Anat. u. z. allg. Pathol. 1916. Bd. 63. S. 60.
2) Benda, Berliner klin. Wochenschr. 1916. Nr. 17.
3) Deutsche med. Wochenschr. 1916. Nr. 33.
4) Journ. of Americ. Med. Assoc. 1911. Vol. 54. p. 1446.
5) Deutsches Arch. f. klin. Med. 1911. Bd. 103.

veranlaßten, die Fälle, welche an Speise- oder Getränkevergiftung, an Urämie oder auch an etwas scheinbar Abliegendes, an Fleckfieber erinnerten. Früher mag ja vielleicht manchmal, besonders auf dem anderen Kontinent, diese „petechiale Meningitis“ mit dem exanthematischen Typhus verquickt und verwechselt worden sein. Schon allein die amerikanische Bezeichnung „Spotted fever“ für solche exanthematische Hirnhautentzündung scheint mir diese Meinung zu bekräftigen. Heute sind wir leicht imstande, die Differentialdiagnose zu stellen 1. mit Hilfe des bakteriologischen Meningokokkennachweises am punktierten Blut oder Liquor cerebrospinalis einerseits, 2. mit Hilfe der histologischen Hautstückchenuntersuchung andererseits, welche speziell das Fleckfieberexanthem als ein eigenartiges Bild von hoher Charakteristik erkennen läßt, wie uns Eugen Fraenkel zuerst gelehrt hat[1]).

Nicht selten lassen Leichen von Patienten mit akut abgelaufener Meningokokkenerkrankung einen schorfig vertrockneten Herpesausschlag erkennen. Dieser sitzt nicht immer an den Lippen oder dem Naseneingang. Gelegentlich sah ich einen solchen in der rechten Jochbogengegend, einmal an der Stirne, einmal am Kinn und einmal am rechten Oberschenkel.

Die bei lang sich hinziehender zerebrospinaler Meningokokkenerkrankung recht regelmäßig sich einstellenden Druckgeschwüre in der Kreuzbeingegend usw., welche sehr umfänglich werden können, geben nicht selten zu Faszialabszessen und Phlegmonen Anlaß. Manchmal bilden sie die Quelle für eine Mischinfektion, für eine zweite und selbst dritte Bakteriämie, welche die Meningokokkenwirkung komplizieren und verschleiern kann[2]).

Die Betrachtung der Augen läßt abgesehen von gelegentlich vorkommenden Differenzen in der Achsenstellung der Bulbi, vielleicht auch von Pupillenunregelmäßigkeiten mitunter eine eitrige Trübung des wässerigen Inhaltes nahe dem Boden der vorderen Kammer erkennen. Iridozyklitische Reizung kann zum Ausdruck kommen. Durch den Lagophthalmus schwer und lange meningitisch Erkrankter kommt auch wohl einmal ein ulzeröser Kornealaffekt zustande. Blutaustritte unter die Konjunktiva analog den petechialen Hauteruptionen, habe ich vorhin bereits erwähnt. Die Erkennung intrabulbärer und retrobulbärer Metastasen hängt natürlich von der subtilen Sektion der Orbita und des Augapfels ab.

---

1) Münch. med. Wochenschr. 1914. S. 57. Vgl. auch Gruber u. Kerchensteiner, l. c. S. 480.

2) G. B. Gruber, Deutsche milit.-ärztl. Zeitschr. 1916. Nr. 337.

Die Schädeleröffnung gestattet dann und wann, das heißt in den Fällen mit erheblicher Zyanose des Kopfes, eine auffallende Blutfülle der Schädelschwarte, der abgetrennten knöchernen Schädelhaube (in ihrem spongiösen Abschnitt) als auch der harten Hirnhaut zu finden; diese letztere zeigt bei vorliegender Meningitis regelmäßig eine pralle Spannung und läßt sich meist unschwer von der inneren Glastafel ablösen. Extradurale Blutaustritte kommen vor, sei es daß der Kranke Selbstbeschädigungsversuche machte und mit dem Kopf gegen die Wand rannte, sei es, daß die Blutung der Vornahme von Ventrikelpunktionen bei kleinen Kindern durch die Fontanelle zu danken ist. In einem solchen Fall habe ich auch einmal eine fortgeleitete Pachymeningitis externa purulenta meningococcica erlebt. Intradurale Blutungszeichen und intradurale rein eiterige Entzündung sind dann und wann — auch ohne traumatische Einflüsse zu sehen. Gelegentlich kommt es weiterhin zur Thrombosierung der Blutleiter; doch scheint dies eine recht seltene Komplikation zu sein.

Im Mittelpunkt des ganzen Sektionsbildes steht in der Regel die Entzündung der weichen Hirnhäute. Doch würde man falsch vermuten, wenn man glaubte, hier läge stets eine leicht erkennbare, typisch lokalisierte und typisch eitrige Leptomeningitis vor. Das Schlagwort „Konvexitätsmeningitis“ für die Hirnhautentzündung durch Meningokokken ist irreführend. Welche Region der Hirnhäute am meisten von den entzündlichen Ausschwitzungsprodukten eingenommen ist, das scheint im wesentlichen eine Folge der Lagerung des Kranken zu sein. Bei Säuglingen mit sehr ausgesprochenem Opisthotonus, also mit tief hintenüber gelagertem Hirnschädel entsteht allerdings nicht selten das Bild der reinen Konvexitätmeningitis in Form einer Eiterhaube. Aber auch bei Säuglingen ist diese Erscheinung nicht die Regel. Ebenso gut wie beim Erwachsenen findet man hier nicht selten gerade im basalen Hirnbereich die Meningitis ausgeprägt. In der Umgebung des Chiasmas der Sehnerven, um den Hypophysenstiel herum, im Bereich der Brücke und des verlängerten Rückenmarkes, über der Oertlichkeit der Substantiae perforatae ist eine Ansammlung von mehr oder weniger Exsudat in den Spaltenräumen der weichen Hirnhäute unverkennbar. Von hier aus ziehen sich die Exsudatmassen entlang den pialen Gefäßen nach den Seiten, besonders auf dem Wege der Sylvi'schen Furchen zur Hirnoberfläche hin. Gelegentlich finden sich gerade hier im Bereich der seitlichen Sulci gelbliche Streifen und Züge des entzündlichen Exsudates in unmittelbarer Begleitung der Pialvenen. Mit Vorliebe läßt auch der Oberwurm des

Kleinhirns solche Ablagerung von Exsudat in seinem Meningealüberzug erkennen. Im allgemeinen kann man sagen, daß bei basaler Meningitis besonders die rückwärtigen Abschnitte von Entzündungsprodukten belagert sind.

Nun handelt es sich aber durchaus nicht stets um typisches fibrinöses oder eiteriges Exsudat. Nicht selten ist der Befund derartig, daß die Meningen der Konvexität zwar absolut zart und durchsichtig, jedoch ganz auffallend trocken sind, während die eiterige Meningitis an der Basis unverkennbar ist. Diese Erscheinung ist wohl regelmäßig durch einen akuten Hydropyocephalus bedingt. Bei klinisch unzweifelhafter Meningitis mit positivem Meningokokkenbefund im klaren, vermehrten, unter hohem Druck entströmten Lumbalpunktat, einer sog. Meningitis serosa, brauchen die Hirn- und Rückenmarkshäute für das unbewaffnete Auge überhaupt nicht verändert zu erscheinen. Hier deckt das Mikroskop die exsudative Leptomeningitis auf.

Ein einschlägiger Fall ist mir vor kurzer Zeit untergekommen: Ein 12jähriges Mädchen erkrankte nach sehr lebhaftem Spiel im Winterschnee mit Stechen auf der Brust, dem sich bald Hyperästhesien am Leib, Kernig'sches Phänomen und Andeutung von Nackenstarre beigesellten. Die Lumbalpunktion ergab erhöhten Liquordruck und klares Punktat in vermehrter Menge. Es enthielt im Sediment polynukleäre Leukozyten und Meningokokken. Nach nur eintägigem Krankenlager starb das Mädchen. Die Sektion ergab: Allgemeine Meningokokkenerkrankung, kruppöse Meningokokkenpneumonie im rechten Unterlappen, Meningitis serosa meningococcica, Pericarditis seropurulenta incipiens meningococcica, Myocarditis incipiens. Petechiale Blutungen der Lungenpleura und des Epikards. Schwellung der Rachenlymphdrüsen. (Keine Schädel-Nasenhöhlenentzündung, keine Angina.) Mässiger Milztumor. — Der Leichenöffnungsbericht besagte in diesem Falle u. a. folgendes: Die harte Hirnhaut ist stark gespannt. An der Innenseite ist sie glänzend, aber stark injiziert. Die weiche Hirnhaut ist außerordentlich feucht, ihre Gefäße sind ganz enorm stark bluterfüllt. Auch an der Basis ist dies der Fall. Nirgends sind Faserstoffflöckchen oder Eiterbeläge zu sehen. Bei der Herausnahme des Gehirns sammelt sich in der hinteren Schädelgrube klarer Liquor an. Die Zerlegung des Gehirns ergibt überall einen enormen Gehalt an Blutpunkten, die Rinde ist auffallend dunkel gefärbt. Das ganze Organ fühlt sich prall an. Nirgends sind Einlagerungen, nirgends Zerstörungsherde. Die Innenräume des Gehirns sind erweitert, allerdings nicht viel; auch sie enthalten klaren Liquor. Die gleichen Verhältnisse, wie Gehirn und Hirnhäute sie zeigen, finden sich bei der Sektion des Rückenmarkes, dessen Pia ebenfalls stark durchfeuchtet ist und eine enorme Blutfüllung der Gefäße zeigt, während sich im Meningealsack reichlich klarer Liquor feststellen läßt. Die Sinus der harten Hirnhaut enthalten nur dunkles, flüssiges Blut. Die Mittelohr-, Keilbein-, Nasen- und Oberkieferhöhlen, endlich die Stirnhöhle enthalten eine durchaus blasse und zarte Schleimhaut ohne eiterigen Belag und ohne ungewöhnlichen Inhalt. — Mikroskopische Betrachtung der weichen Hirnhäute ließ außer der starken Blutgefäßfüllung eine nicht hochgradige zellige Infiltration in nächster Nähe der Gefäße ersehen, wobei anscheinend die gestauten Venen mehr umlagert waren, als die Arterien.

Analoge Fälle von mikroskopisch deutlicher, makroskopisch nicht erkennbarer Leptomeningitis, wie sie zuerst wohl Oseki unter H. Chiari[1]) beschrieben hat,

1) Oseki, Ziegler's Beitr. z. path. Anat. u. z. allg. Pathol. 1912. Bd. 52.

haben wir wiederholt bei Pneumokokkeninfektionen, in seltenen Fällen auch bei miliarer Tuberkulose oder akuter käsiger Pneumonie nachweisen können. Es stellen also derartige geringgradige Meningitiden keine pathologisch-anatomische Rarität vor. Nur ist es nicht stets leicht, in solchen Fällen die letzte Ursache für das Aufhören des Lebens zu bestimmen. Hier handelt es sich meist nicht um einen Hirntod, sondern um ein Versagen des Herzens, sei es infolge der Schwere der Infektion, sei es infolge lokaler Herzmuskelerkrankung, sei es infolge der Lungenaffektion.

Wiederum ein gänzlich anderes Bild zeigen seltene Fälle von Meningokokkenmeningitis, in denen die entzündeten Hirnhäute durch stärkste Hyperämie ihrer Gefäße namentlich der Venen und durch größere und kleinere Blutaustritte ausgezeichnet sind. Möglicherweise können hyperämische Zustände infolge von erhöhter arterieller Fluxion bei Meningitikern nach brüsker Vornahme von Lumbalpunktion zustande kommen. Ponfick[1]) und auch Orth[2]) haben jedenfalls Erfahrungen gesammelt, nach denen die Lumbalpunktion bei Meningitikern von Meningealblutung, ja von Hirnblutung gefolgt sein kann.

Die meningealen Entzündungserscheinungen setzen sich mit größter Regelmäßigkeit auf die Rückenmarkshäute fort, wobei sie meist gegen die unteren Abschnitte der Medulla spinalis zunehmen. Jedoch sind auch Fälle bekannt geworden, in denen nur im Abschnitt des Rückenmarks die Entzündung nachweisbar war, Fälle, in denen die Meningen des Gehirns intakt geblieben [Goebel[3]), H. Chiari[4])]. Wenn es sich hierbei, wie bei Chiari's Beobachtung, um einen protrahierten Krankheitsfall handelt, kann man annehmen, daß durch entzündliche und narbige Septen- und Diaphragmabildung an einer oder mehreren Stellen des Rückgratskanales die Einheit des Meningealsackes aufgehoben wurde, und daß eine anfänglich leichtere Entzündung im kranialen Teil zur Restitution kam, während sie im kaudalen Abschnitt sich verstärkte, entsprechend der hier fast stets reichlicheren Ansammlung entzündlicher Produkte bei der Zerebrospinalmeningitis. Solches Verhalten dürfte nur da angetroffen werden, wo es sich um einen mehr oder weniger chronischen Krankheitsverlauf handelte. In solchen Fällen kommen Verwachsungen unter den Hirnhäuten, auch zwischen Dura und Arachnoidea gelegentlich vor. Ferner läßt sich dann die Pia nicht immer mehr leicht und glatt, ohne die Hirnrinde zu beschädigen, abziehen. Auch lokal begrenzte Verschlußbildungen des subarachnoidealen Spaltraumes könnnn entstehen, wie dies Busse für die Gegend der Zysterne über dem 4. Hirnventrikel beobachtet hat.

Am meisten springt bei der Leichenöffnung im Rückenmarksbereiche von länger krank gelegenen Meningitikern wohl ein unter-

---

1) Ponfick, nach Czerny, Berl. klin. Wochenschr. 1916. Nr. 22. S. 606. Diskussion zum Vortrag von Mühsam.
2) Orth, Desgleichen.
3) Goebel, Med. Klinik. 1915. Nr. 27.
4) H. Chiari, Deutsche med. Wochenschr. 1915. S. 1296.

geordneter Befund in die Augen. Man kann da nicht selten in die Arachnoidea eingelagert kleinste bis linsengroße, flache, unregelmäßig geformte, am Rand manchmal feinzackige, manchmal krummlinige, weiße bis graublauweißlich erscheinende Schuppen finden, die sich sehr scharf von dem eventuell vorhandenen darunter gelegenen eiterigen gelbgrünen Exsudat abheben. Hier handelt es sich um erst hyalin degenerierte, dann verkalkte Arachnoidealpartien. In seltenen Fällen kann man an solchen Stellen auch einen knöchernen Umbau am Rand der Verkalkungsschuppen entdecken, eine Feststellung, die sich jedoch nur mikroskopisch machen läßt. Natürlich stellen derartige Vorkommnisse von Metaplasie durchaus nichts Spezifisches dar, wie auch diese ganze Erscheinung von degenerativer Umwandlung im Bereich der Arachnoidea nur die unspezifische Folge einer leptomeningealen Gewebsernährungsstörung ist; sie kommt auch bei andersartigen Hirnhautaffektionen vor, ist also nicht an die Meningokokkenätiologie gebunden.

Ehe ich mich zu den Ergebnissen des histologischen Studiums der entzündeten Hirnhäute wende, sei noch des Befundes am Gehirn selbst gedacht.

Es ist Busse[1]) und Oberndorfer[2]) aufgefallen, daß das Gehirn von Meningokokkenkranken in manchen Fällen besonders groß oder schwer befunden wurde. Die Abplattung der Windungen, die Trockenheit der Meningen, ihre auffallend geringe Blutgefäßfüllung lassen nach Busse einen Schluß auf Raumbeengung im Schädel zu. Nun muß man aber meines Erachtens bei weiteren Schlüssen über den Grund dieser Raumbeengung vorsichtig sein. Denn die gleichen Erscheinungen an der Außenfläche des Gehirns können sich bei einer entzündlichen akuten oder chronischen Hydrozephalie, bei einem starken Hirnödem, wie bei einem an und für sich besonders großen Gehirn darbieten. Liegt der Fall eines echten Makroenzephalon vor, so werden sich aus der eigentümlichen Formung und Furchung der Innenwand des knöchernen Hirnschädels (Abdruck des Hirnwindungs- und -Lappungsreliefs) die richtigen Schlüsse vielmals ziehen lassen. Jedenfalls aber besagt ein hohes Hirngewicht allein noch sehr wenig dafür, ob der betreffende Patient wirklich ein besonders großes Gehirn besessen hat. Nach meiner Erfahrung sind die Beobachtungen von Busse und von Oberndorfer verhältnismäßig selten zu wiederholen. Wahrscheinlich ist, daß die großhirnigen Patienten bei meningealer Meningokokkenerkrankung sehr gefährdet sind, da hier

1) Busse, Klin. Jahrbuch. 1910. Bd. 23.
2) Oberndorfer, Münch. med. Wochenschr. 1915. S. 787.

schon recht geringe Exsudatbildung zu Hirndruckerscheinungen führen muß.

Veränderungen am Gehirn von Meningokokkenmeningitikern sind nicht typisch, sind wechselnd und mit Ausnahme der Hydrozephalie, die bei chronischem Krankheitsverlauf sehr ausgeprägt in Erscheinung treten kann, verhältnismäßig selten festzustellen; es kommt gelegentlich vor, daß die eiterige Entzündung von den Meningen auf die Hirnoberfläche übergreift und eine nicht sehr tief greifende eiterige Einschmelzung der Hirnsubstanz bedingt. Nicht so selten finden sich purpuraartige, feinste unb gröbere Blutungsherde in der ganzen weißen Substanz, besonders im Balken, den Hirnschenkeln und dem Kleinhirn zerstreut. Fließen solche Herdchen zusammen, so entstehen wohl auch Plaques von breiterer Ausdehnung. Ich habe diese Erscheinung nur in 2 pCt. der mir zur Autopsie übergebenen Fälle gefunden, während andere Autoren die gleiche Veränderung 9—10 mal häufiger fanden.

Diese verschiedene Häufigkeit einer bestimmten Komplikation bei der Meningokokkenerkrankung entspricht den Erfahrungen über die Beteiligung der Haut am Symptomenkomplex vollständig. Es scheint eben Epidemien zu geben, die ihr besonderes Gepräge haben; einmal steht diese Symptomenreihe im Vordergrund, einmal jene. Wir wissen nicht, woher diese Variationen im Bilde der Krankheit herrühren. Man wird wohl an Virulenzänderungen, bzw. an Giftigkeitsschwankungen der Meningokokken denken müssen, die einem noch nicht näher zu erklärenden periodischen Wechsel unterliegen.

Auch im Rückenmarksbereich sind derartige verstreute Blutungsherde angetroffen worden.

Die Erweiterung der Hirnräume bei Meningokokkenmeningitis ist etwas sehr gewöhnliches. Dies gilt bereits für akute und akuteste Fälle, wenn hier auch die Erweiterung nur mäßig ist, bei chronischem Krankheitsverlauf indessen kann es bis zur blasenähnlichen Auseinandertreibung der Ventrikelräume kommen. Dann sieht man wohl auch da und dort Blutungen kleinsten Umfanges, die unter das Ependym ergossen sind. Eine auffallend starke Vaskularisation dieser Gegend ist regelmäßig anzutreffen. Das Ependym kann getrübt, es kann auch fein gekörnt sein, was sich namentlich in der Rautengrube feststellen läßt. Besonders zeichnen sich die Hinterhörner der Seitenkammern durch ihre Erweiterung aus. In den akuten Stadien der Erkrankung ist der Ventrikelinhalt entweder noch ganz klar, oder was häufiger ist, getrübt. Nach Art einer Sedimentierung findet man in den abhängigen Buchten meist bereits deutlich erkennbaren Eiter. Dies trifft besonders für Hinter- und Unterhörner zu. Manchmal ist der eiterige Charakter des inneren Liquors sehr stark ausgeprägt. Der Eiter bedeckt die Ventrikelwände und Adergeflechte Er läßt sich nicht leicht abspülen; ja man sieht im Wasserstrahl eiterige Fetzchen flottieren, die der Wandung an einer oder der anderen Stelle zäh anzuhaften scheinen. — Je chronischer der Hydrozephalus ist, desto mehr klärt sich wieder der Ventrikelinhalt. Der sedimentierte Eiter haftet dann recht innig der Wandung jener Stellen an, wo er niedergeschlagen ist. In solchen Fällen sind die Formen der Innenräume stärkst verzerrt. Das Infundibulum ist mächtig ausgedehnt, gegen die Schädelbasis vorgetrieben; seine Gestalt läßt schon bei nicht eröffnetem Gehirn die Diagnose des Hydrozephalus leicht stellen. Die Hinterhörner der Seitenventrikel sind gedehnt, stark nach hinten auseinander gezerrt, so daß ihre Füllung auf das Kleinhirn, dieses auf die Medulla oblongata drücken muß. Die Rautengrube, wie der Aquaeductus Sylvii sind erweitert; besonders fällt dies an den seitlichen Winkeln der Rautengrube auf, die geradezu vertieft erscheinen können. Göppert[1]) hat ihnen, als den „seitlichen Schleußen" des Gehirnrückenmarkkanals besondere Aufmerksamkeit gewidmet. Mehr oder minder wird durch die Hydrozephalie und durch die Raumbeengung im Schädel das Kleinhirn gegen das Os occipitale gepreßt; dabei schieben sich öfters die Tonsillen weiter, als gut ist, in das Foramen occipitale vor. Sie werden dann lappen- und zungenartig umgestaltet vorgefunden, eine Tatsache, die H. Chiari[2]) besonders bei Hydrozephalen feststellen konnte, welche noch länger unter dem Einfluß ihres Wasserkopfes gelebt hatten.

Ueber die Histologie der Meningokokkenleptomeningitis sind von verschiedener Seite eingehende Untersuchungen vorgenommen worden, die uns im wesentlichen ein eindeutiges Bild der Verhältnisse geben. Die Meningokokkeninfektion der Hirnhäute hat zunächst eine starke Hyperämie zur Folge. Alsbald folgt eine Exsudation in den Subarachnoidealraum, wie in die pialen Spalten. Das Ausschwitzungsprodukt besteht zum geringeren Teil aus Faserstoff, den man in zierlicher netziger Anordnung hier vorfinden kann. Schon frühzeitig überwiegt jedoch das zellige Exsudat. Polymorphkernige Leukozyten, aber auch mononukleäre, meist ziemlich große, basophile, ungranulierte Zellelemente, die wohl als freigewordene Abkömmlinge der Adventitiazellen der leptomeningealen Gefäße aufzufassen sein dürften, setzen das Exsudat zusammen. Gelegentlich vermißt man auch Zellen nicht, die in Form und Färbungsverhalten ganz und gar den Lymphozyten entsprechen. Reichliche Ansammlungen von infiltrierenden

1) Göppert, Deutsche med. Wochenschr. 1914. S. 1703 und Klin. Jahrbuch. 1906. Bd. 15.

2) Chiari, Denkschr. d. math.-naturwissenschaftl. Klasse d. Akad. d. Wissensch. in Wien. 1895. Bd. 63.

Zellen finden sich um piale Gefäße, besonders um Venen. Dies gilt besonders dann, wenn die Erkrankung schon einige Zeit andauert. Auch besteht das Infiltrat dann überwiegend aus lymphoiden Zellen. Die Gefäßwände können bei tadellos erhaltener Innenschicht aufs allerstärkste zellig infiltriert sein; die perivasalen Lymphspalten sind vom zelligen Exsudat zumeist verdeckt. An den Arteriolen und kleinen Arterien wurden in geeigneten Fällen auch Quellungen, Abschuppungen und proliferative Prozesse der innersten Wandschicht gesehen, die geradezu das Bild einer Endarteriitis obliterans darboten. Dauert der Krankheitsprozeß an, so ändert sich natürlich das histologische Bild. An Venen und Arterien schwindet der Wall der infiltrierenden Zellen, um einer Wandsklerose Platz zu machen. Das entzündliche Exsudat der Meningen kann degenerieren, sulzig, ja völlig nekrotisch werden. Granulationsgewebe tritt auf und umscheidet es, durchdringt es, resorbiert es. Die arachnoidealen Spalträume kommen zur Obliteration, wobei sich mitunter eine deutliche, milchig weiß aussehende Verdickung oder doch eine Trübung der Leptomeninx geltend macht. Auch hyaline Umwandlung und Verkalkung kommt im Arachnoidealgebiet vor, wie oben schon betont wurde. Wo Blutungsherde gewesen, da bleiben lange Zeit pigmentierte, bräunlichgraue Flecken zurück, die anfangs dem mikrochemischen Eisennachweis zugänglich sind. Das alles, meine Herren, sind Einzelheiten, die bei Meningitiden anderer Aetiologie ebenfalls vorkommen können. Auch darf man nicht glauben, daß streng schematisch nach dem Stadium der akuten, subakuten, subchronischen, chronischen Entzündung ein bestimmtes histologisches Bild die Regel ist. Wenn auch anfangs die polymorphkernigen Elemente im Exsudat vorherrschen mögen, später mehr einkernige und rundkernige, körnchenfreie Zellen, sowie eosinophil granulierte Leukozyten auftreten, so kommt es doch vor [Stern[1])], daß schon zu einer Zeit, wo man noch von einer akuten Meningokokkenmeningitis reden muß, lymphoide Zellen in auffallender Masse das Exsudat bilden helfen.

Auch die Adergeflechte weisen die Zeichen der Entzündung auf. Hyperämie, Stauungserscheinungen in Blut- und Lymphgefäßen, Ansammlungen von infiltrierenden Leukozyten, Epitheldesquamation, Ueberkleidung der Oberfläche mit zarter Fibrinschicht werden hier festgestellt. Selten wird die Gewebsstruktur zerstört (Busse), meist bilden sich bei längerer Dauer die Entzündungsvorgänge nur beschränkt weiter aus.

---

1) Stern, Arch. f. Psych. Bd. 58.

Sehr interessante Bilder ergeben sich bei der histologischen Untersuchung der Ventrikelwände. Bei intaktem Ependym treten entzündliche, exsudative Erscheinungen im Umkreis der Venen der subependymalen Zonen auf. Die Venenwände und ihr nächster Umkreis werden so dicht von Leukozyten und vor allem von lymphozytären Elementen durchsetzt und infiltriert, daß man auf den ersten Blick durch das Mikroskop den Eindruck gewinnen muß, richtige Knötchen vor sich zu haben. Dieser Eindruck wird hervorgerufen durch den ganz überwiegend perivaskulären Entzündungsprozeß. Die begleitenden Lymphbahnen sind unter der Menge der angesammelten Entzündungszellen nicht mehr zu erkennen; ja sie dürften verlegt, verstopft sein und den Hauptgrund bilden für das Zustandekommen der inneren Hydrozephalie; da eben die reichlich Liquor abführenden Lymphräume und Venenbahnen infolge Einengung und Verstopfung zur Ableitung nicht mehr geeignet sind. Mit der Dauer der Krankheit wechselt der histologische Entzündungscharakter. Proliferative Erscheinungen treten auf. Die subependymale Gliazone wird breiter, kernreicher und faserreicher. Nach Art des Granulationsgewebes treten sprossende feine Gefäßchen zwischen den bisherigen auf; aber auch sie sind alsbald durch perivaskuläre Wandinfiltrationen ausgezeichnet. Die Filtrate sind schließlich auch noch in größerer Entfernung vom Ependym zu finden, sie wandern von den Ventrikeln hinweg in das Gehirn hinein. Das wuchernde Granulationsgewebe, das teils gliöser, teils kollagener Natur ist, bestrebt sich andererseits aber, aus der subependymalen Zone gegen das Ventrikelinnere vorzudringen. Seine Elemente wuchern zwischen den Ependymzellen hindurch, wenn diese überhaupt noch vorhanden und nicht längst desquamiert sind. Und jenseits des Ependyms, da finden sie oft einen guten Nährboden; denn schon frühzeitig wurde hier eine feine entzündliche Exsudatschicht abgelagert, bestehend aus Fibrin, dem Eiterzellen und Ependymepithelien beigemengt zu sein pflegen. Wird nun anfangs dieser gelbliche Belag durch die teilweise abgehobenen und mit dem Faserstoff versinterten Ependymfetzen an der Ventrikelwand festgehalten, so verursacht späterhin das Einwuchern des Granulationsgewebes von der Ventrikelwand her, daß das fibrinös eiterige Häutchen nicht ohne weiteres abgespült werden kann. Daß die erwähnten vaskulären und perivaskulären Prozesse zu Ernährungsstockungen des umgebenden Hirngewebes Anlaß geben können, ist einleuchtend. Degenerative Formen von Ganglienzellen lassen sich daher nicht selten feststellen.

Jedoch vermag die Meningokokkeninfektion diffus das ganze Gehirn- und auch das Rückenmarksgewebe zu schädigen. Abgesehen von der Feststellung hämorrhagischer echter Enzephalitis (Maschke und Sternberg) und von hämorrhagischer Myelitis (Dessauer), kommt nicht selten die auf sog. Ringblutungen beruhende Purpura haemorrhagica des Gehirnes vor. Wahrscheinlich liegt dieser Purpura ebenfalls ein primärer entzündlicher Prozeß an feinen und feinsten Gefäßzweigen zugrunde, ein Prozeß, der sich aber mehr durch seine alterative, denn durch seine exsudative Quote auszeichnet. Im Zentrum der feinen Ringblutungen sieht man oft nur Nekrose, machmal in Nekrose begriffene Ansammlungen von Leukozyten. Und hat man eine Serie von Schnitten, so gelingt es oft genug, auf das Gefäß zu stoßen, von dem die Blutung ausging. Mitunter erscheint es thrombotisch verstopft, doch ist dies nicht die Regel. Es scheint, daß zumeist lediglich eine alterative Wirkung auf die Kapillarwände die Durchlässigkeit für die roten Blutzellen bedingt. Die primäre Rolle dieser Alteration ist wohl einem Meningokokkenprodukt zuzuschreiben. Sekundär wirken sodann die Blutungsherde selbst wieder entzündungserregend. Bestehen die Hämorrhagien längere Zeit, so kommt es zu einer sekundären lymphozytoiden Infiltration und zu einer Durchwucherung mit Gliagewebe. Die Blutungsherde schrumpfen zusammen, werden schwerer makroskopisch erkennbar. Mikroskopisch lassen sie zunächst wohl noch den Eisennachweis zu, Hämatoidinschollen bleiben noch eine Zeitlang zurück. Gelegentlich kann man wohl auch eine rein eiterige, miliare, vaskuläre und perivaskuläre Affektion ohne Blutung im Gehirn von Meningokokkenmeningitikern finden, wie ich dies mit Fanny Kerschensteiner abgebildet habe[1]).

Wie bereits angedeutet, leidet unter solchen entzündlichen Affekten der Gefäße, des Gehirns und Rückenmarks auch das spezifisch funktionierende Gewebe, die nervöse Substanz des Zentralnervensystems. So sieht man schon bei schwachen Vergrößerungen in den Präparaten manchmal Aufhellungszonen, fleckige Ungleichheiten im Ton der Farbe, namentlich auch an den Randstellen des Rückenmarks, entsprechend dicker Eiterumhüllung. Hier scheinen dann wohl die Kerne des Gliagewebes vermehrt vorhanden zu sein. Die Markscheiden sind gequollen, fettig zerfallen, auch die Achsenzylinder sind varikös verändert, im Zerfall begriffen. Die Gliafasern erscheinen ebenfalls gequollen. Die Ganglienzellen lassen im Nißl-Präparat einen Schwund der Schollen feststellen; ihre Fortsätze sind plump oder nicht darstellbar, zu Verlust gegangen, ihr Kern kann sich durch Färbungsunregelmäßigkeiten auszeichnen. Nach Lebsanft und Lieber-

1) G. B. Gruber und F. Kerschensteiner, l. c., S. 469.

meister, die neben Ludwig, Löwenstein und Stern diesen Verhältnissen besondere Aufmerksamkeit gewidmet, können Degenerationen im Nervenwurzelgebiet des Rückenmarks in Fällen chronischer Meningitis selbst zu Leitungsunterbrechungen Anlaß geben.

Schließlich sei noch angemerkt, daß eine gewisse Ansammlung entzündlicher infiltrierender Zellenelemente um den Zentralkanal, auch im Zentralkanal, nicht ganz ungewöhnlich ist, ebenso, daß der Rückenmarkskanal sich hydromyelisch erweitern kann analog den hydrozephalischen Hirnventrikeln. Busse hat ein derartiges Präparat abgebildet. Der gleiche Autor[1]) hat Mitteilungen gemacht, die darauf schließen lassen, daß es in bestimmten Fällen zu Regenerationsvorgängen im Zentralnervensystem kommen kann, nachdem die Meningitis schwer schädigend eingewirkt. Er hat diesen Schluß aus dem Befund eines peripheren Zellsaumes am Kleinhirn von mehr als 6 Wochen meningokokkenkranken kleinen Kindern gezogen, da dieser Zellsaum sonst nur bei Embryonen oder doch entschieden jüngeren Kindern gefunden wurde.

Was nun die Hirnnerven anbelangt, so wurde ihnen schon deshalb Aufmerksamkeit gewidmet, weil man geglaubt hat, daß sie eine Krankheitsvermittelung bei der Entstehung der Meningitis meningococcica besorgen könnten. Bei der Sektion finden wir im Falle der basalen Leptomeningitis die Hirnnerven fast regelmäßig durch eine mehr oder minder dicke Lage sulzigen, eitrig-fibrinösen Exsudates hindurchtreten. Daß dabei die Scheiden dieser Nerven, namentlich des N. opticus, des N. oculomotorius, des N. trigeminus, des N. acusticus und des N. glossopharyngeus entzündet sind, kann nicht wundernehmen. Es kann so auf dem Wege der Nervenscheiden vom Gehirn nach der Peripherie des Schädels hin die Entzündung verbreitet werden. Dies gilt ganz besonders für den Hörnerven, und zwar vor allem für den kochlearen Teil desselben. Seltener wurde der N. facialis affiziert befunden. Die Beteiligung des Gasser'schen Ganglions, des Ganglion geniculi und des Ganglion Jacobsonii an der Entzündung konnte ebenfalls erwiesen werden. Unter solchen Umständen wird es Sie nicht verwundern, in vielen Fällen von Meningokokkenmeningitis Störungen zu finden, die auf ein Ergriffensein des inneren Ohres schließen lassen. Makroskopisch vermag der Obduzent hierüber mit Sicherheit natürlich meistens so gut wie nichts auszusagen, mikroskopisch indes lassen sich weitgehende Veränderungen durch den Entzündungsprozeß erweisen, der auf dem Wege des Aquäduktus seinen Weg in das

---

1) Busse, l. c.

Innenohr fand. Hierüber liegen Untersuchungen von Alt[1]) und Aggazi[2]) vor, die in ihren Einzelheiten wiederzugeben hier allzu weitläufig erscheinen dürfte.

Die Sektion der Nebenhöhlen des Schädels bei zerebrospinaler Leptomeningitis durch Meningokokken läßt nicht selten eine eiterige Otitis media, mitunter auch einen eiterigen Keilbeinhöhlen-, Stirnbeinhöhlen-, Oberkieferhöhlenkatarrh erkennen. In solchen Fällen besteht ferner mit großer Regelmäßigkeit auch eine eiterige Rhinitis, namentlich der hinteren Abschnitte bzw. eine Pharyngitis superior, wenn nicht eine ausgedehnte Angina der oberen und mittleren Rachenabschnitte vorliegt. Diese Affektionen muß man ganz regelmäßig auf ihren Keimgehalt prüfen. Neben reinen Meningokokkeninfektionen kann man dann häufig zwei und mehr Keimarten in den Entzündungsprodukten feststellen, sei es, daß Staphylokokken oder Streptokokken, Pneumokokken oder andere Diplokokkenarten, die in Nase und Schlund auch sonst gefunden werden, die Verhältnisse komplizieren. Man darf dann wohl annehmen, daß die Nebenhöhlen von Nase und Rachen aus infiziert wurden, vielleicht nachdem sie bereits anderweitig erkrankt waren; dagegen ist der Schluß nicht zu beweisen, daß die Nebenhöhlen von den Meningen her fortgeleitet in den Bereich der Entzündung einbezogen wurden.

Auch für die eiterigen Meningokokkenentzündungen im Bereich der Orbita und des Augapfels ist die Annahme nicht durchaus zwingend, daß es sich um Fortleitung der Leptomeningitis handelt, wenn auch kein Zweifel darüber besteht, daß die Entzündung in der Scheide der Nervi optici peripher fortwandern kann. Spezifische Konjunktivalentzündungen entstehen von der Nase her, und Meningokokkenerkrankungen des Augapfelinneren, sowie phlegmonöse Erkrankungen des Orbitalgewebes, namentlich der Augenmuskeln, mögen metastatisch durch Vermittelung des Blutstromes zustande kommen, ein Infektionsmodus, der übrigens ebenso gelegentlich für das Zustandekommen von Nebenhöhleneiterungen gezogen werden kann, besonders wenn Nase und Rachen gleichzeitig blaß und frei von Entzündungserscheinungen sind. Sehr selten nur kommt es zu osteomyelitischer und kariöser Entzündung im Bereiche des Felsenbeins. Und auch dann ist die Prüfung auf Mischinfektion unerläßlich. Eine mehr oder weniger schwere Hyperämie des Nasopharynx ist wohl ein häufiger Befund bei Meningokokkenkranken, dagegen fehlt aber recht

1) Alt, Die Taubheit infolge von Meningitis cerebrospinalis. Leipzig 1908.
2) Aggazi, Arch. f. Ohrenheilk. 1914. Bd. 93. S. 1.

oft die von Westenhöffer[1]) geradezu als typisch bezeichnete Hypertrophie der Rachenmandel. Selten sind die Gaumentonsillen erkrankt. Und doch können auch sie gelegentlich in eine schwere, eiterige Meningokokkenangina mit gelbgrünem Belag einbezogen sein (Goebel und Hess). Von hier ausgehende Retropharyngealphlegmonen mit Meningokokkenbefund wurden beobachtet.

Für die Mundhöhle hat Benda das Vorkommen kleiner hämorrhagischer Entzündungsherde im Zungengewebe mitgeteilt; es ist ihm gelungen, im Bereiche solcher Herdchen Meningokokken festzustellen. Auch Larynx und Trachea sind gelegentlich von derartigen Herden eingenommen. Auch eiterige Laryngitis ist beobachtet worden. Tiefgreifende Gewebsnekrosen und ihre Folgen mögen gelegentlich sogar die Tracheotomie veranlassen können [Westenhöffer[1])].

Bei der Sektion der Brustorgane werden mitunter entzündliche Exsudatbildungen fibrinös eiteriger Natur im Pleuraraum, als auch im Herzbeutel angetroffen. Bakteriologisch untersucht lassen sie reine Meningokokkenätiologie erkennen.

Die Lungen sind recht häufig affiziert. Eiterige oder fibrinös eiterige und hämorrhagische Luftröhrenkatarrhe, umschriebene kleine Lungenverdichtungsherde im Anschluß an die affizierten Bronchien, richtige Läppchenpneumonien sind nichts Ungewöhnliches. Sie zeigen meist ein graugelbes bis graubraunes Aussehen, je nachdem, ob das fibrinös eiterige Ausschwitzungsprodukt noch durch Gewebsblutung verändert ist, oder nicht. Histologisch fällt neben der Abscheidung zarter fibrinöser Netze die starke Abschuppung von Alveolar- und Bronchialepithelien und eine meist nicht hochgradige Ansammlung von Leukozyten auf. Rote Blutzellen pflegen reichlich beigemengt zu sein.

Manchmal, allein dies ist gewiß nur ausnahmsweise der Fall, kommt es zu richtigen massiven kruppösen Ausschwitzungen, sei es im Luftröhrensystem, sei es im Bereich des Lungenparenchyms. Sehr selten ist das Vorkommen einer auf reiner Meningokokkeninfektion beruhenden kruppösen Lappenpneumonie. H. Chiari beobachtete eine solche im Stadium der roten Hepatisation[2]).

Ich selbst erhob den gleichen Befund bei einem an akutester Meningokokkenerkrankung verstorbenen 12jährigen Mädchen, dessen oben schon einmal Erwähnung getan worden ist. Während seine linke Lunge flaumig anzufühlen und nur in

---

1) Westenhöffer, Klin. Jahrbuch. 1906. Bd. 15.

2) Vgl. G. B. Gruber, Beiträge zur Kriegspathologie. II. Mitteilungen über komplizierte Fälle von Meningokokkenmeningitis. Deutsche mil.-ärztl. Zeitschr. 1916. S. 337.

den Bronchialzweigen der untersten Lungenabschnitte etwas rahmiger Eiter zu erkennen war, zeigte die rechte Lunge im untersten Abschnitte des Unterlappens eine apfelgroße, auf dem Schnitt granulierte, derbe, graurote Gewebsverdichtung mit eiterigem Inhalt in den zugehörigen Bronchien. Die angrenzende Pleura war stellenweise etwas trübe und von kleinen, fleckförmigen Blutaustritten durchsetzt. Die Lungenlymphdrüsen erwiesen sich etwas sukkulent und vergrößert. Zugleich bestand eine eiterig exsudative Herzbeutelentzündung.

Die bakteriologische Untersuchung ergab im perikardialen Eiter wie im Pneumoniesaft des rechten Lungenunterlappens in ziemlicher Anzahl semmelförmige, gramnegative, intraleukozytäre Doppelkokken, die im Gegensatz zu den morphologisch gleichartigen Doppelkokken des noch bei Lebzeiten erhaltenen Lumbalpunktates sich nicht mehr kultivieren ließen. Die Doppelkokken des Lumballiquors jedoch konnten mittels des biologischen Züchtungsverfahrens und mittels Agglutination als Meningokokken festgestellt werden.

Histologische Präparate vom rechten Lungenunterlappen ließen eine sehr massige fibrinöse Entzündung erkennen. Die Natur des Exsudates als Fibrin wurde erschlossen erstens aus der netzig strängigen Anordnung, zweitens mittels der Weigert'schen Färbung. In den Fibrinmaschen waren reichlich gut erkennbare, polymorphkernige Leukozyten, in manchen auch abgeschuppte, geblähte Alveolarepithelien, sowie rote Blutzellen. An mehreren Stellen konnten im Exsudat semmelförmige Diplokokken bei Methylenblaufärbung erkannt werden, während bei Gramfärbung keine Keime in den Schnitten aufzufinden waren.

Handelt es sich um die Leichen von Meningokokkenkranken, die unter der Wirkung schwerer meningealer Reizung an Krämpfen litten, die vielleicht noch dazu infolge Perikarditis oder Myokardaffektion in ihrem kleinen Blutkreislauf gestört waren, so findet man im Lungengewebe Hypostasen, Stauungsbezirke und Blutaustritte, die ebensowohl auf Schnitten, als an der Oberfläche unter der Serosa erkannt werden. Atelektatische Herde, andererseits umschriebenes vikariierendes und interstitielles Emphysem sind ebenfalls festgestellt worden.

Die Veränderungen im Herzbereiche haben in den letzten Jahren wieder mehr Aufmerksamkeit auf sich gelenkt. Sie sind nicht so selten, als man nach früheren Bekundungen hätte glauben können. Petechiale Blutungen in die Serosa des Herzbeutels sind dabei sehr gewöhnlich, seltener sind perikarditische Ausschwitzungen. Sie zeigen stets an, daß der Herzmuskel erkrankt ist. Das Herzfleisch braucht dabei makroskopisch durchaus nicht verändert zu sein. Manchmal aber erscheint es trübe, manchmal fleckig, insofern blassere, unregelmäßige Stellen mit mehr dunkel grauroten wechseln. Es kommt auch vor, daß die Herzmuskulatur recht matschig, blaß und fahl, ja wachsartig gelbbraun befunden wird. Dieser Zustand kann einen größeren Abschnitt, kann aber auch nur eine recht kleine Zone betreffen. Hier handelt es sich um die bekannte Zenker'sche wachsartige Degeneration. Blutungsherdchen im Myokard finden sich oftmals im Anschluß an entzündliche Herde. Solche hat Westenhöffer[1]) für perakut verlaufene Fälle als miliare Abszessbildungen beschrieben.

1) Westenhöffer, Klin. Jahrbuch. 1906. Bd. 15.

Ich[1]) konnte bei meinem Untersuchungsmaterial nicht bestätigen, daß nur die überstürzt verlaufenden Meningokokkenkrankheitsfälle sich durch myokardiale Entzündung auszeichnen, wenn freilich solche Kranke weniger Aussicht auf eine längere Krankheitsdauer haben. Auch hinsichtlich der Lokalisation der myokarditischen Erscheinungen läßt sich keine Regel aufstellen. Die gefundenen Myokarditiden sind auch nicht alle gleich zu achten, was die Zellformen der Infiltrate anbelangt. Während die akutesten und die akuten Formen allein leukozytäre Elemente in die Interstitien des Myokards eingestreut erkennen ließen, zeigten einige andere, offenbar mehr subakute Fälle eine reichlichere Beteiligung oder ein absolutes Vorherrschen von lymphozytären Elementen. Nennenswerte Reaktionen von Seiten des interstitiellen Gewebes selbst wurden indes nicht beobachtet. — „Die entzündlichen myokardialen Infiltrate erwiesen sich als sehr locker, durchaus nicht so umschrieben, daß man den Eindruck miliarer Abszeßbildung oder einer Phlegmone hätte haben können. Manchmal mußten erst zahlreiche Schnitte durchmustert werden, bis man auf eine einwandfreie Stelle stieß, die sich als infiltriert entpuppte. Solche Stellen wurden namentlich auch in der Umgebung kleiner Blutungen des Herzmuskels gefunden.“ Ghon[2]) hat in einem derartigen Fall Meningokokken im Bereiche der myokardialen Infiltration gefunden. — Von den degenerativen Herzmuskelveränderungen wird trübe Schwellung nicht selten, wachsartige Degeneration sehr selten beobachtet. Entzündliche und degenerative Veränderungen wurden auch in unmittelbarer Nachbarschaft an einem und demselben Herzen angetroffen. Es ist unwahrscheinlich, daß etwa verschiedene Komponenten des Meningokokkengiftes bald Degeneration, bald Entzündung verursachen. Die Reaktionsfähigkeit des erkrankten Organismus bzw. Organes dürfte dafür maßgebend sein, welches Zustandsbild das Gewebe nach dem Tode aufweist.

Endokardiale Veränderungen, Herzklappenentzündung usw. sind bei Meningokokkenkranken nicht oft anzutreffen.

Die geringe Extensität der entzündlichen Herzaffektionen in all diesen Fällen, dann der meist schnelle Ablauf der Krankheit, ist wohl daran schuld, daß man ausgesprochene anatomische Anzeichen der Herzinsuffizienz, wie Kammererweiterungen, Wandthrombenbildung, fettige Herzmuskeldegeneration so gut wie nicht zu Gesicht bekommt.

---

1) G. B. Gruber, Ziegler's Beitr. z. pathol. Anat. u. z. allg. Pathol. 1915. Bd. 61. S. 236.

2) Ghon, Münch. med. Wochenschr. 1916. Nr. 26. Bericht des Vereins Deutscher Aerzte in Prag.

Das Vorkommen von serofibrinöser, bzw. eiterig fibrinöser Meningokokkenperitonitis gehört zu den größten Seltenheiten.

Umstritten ist das Verhalten der Milz bei allgemeiner Meningokokkenerkrankung. Das Organ wird nach meiner Erfahrung eher vergrößert, allerdings nicht auffallend geschwellt befunden. Meist besteht eine weiche Schwellung. Doch kann bei ausgesprochen septikopyämischen Meningokokkenerkrankungen auch jede Milzvergrößerung fehlen.

Ebenso unregelmäßig ist das Verhalten der Leber. Blutstauungszustände des Lebergewebes, aber auch mikroskopisch kleine Nekroseherdchen wurden beschrieben. Wie bei anderen Infektionskrankheiten wird auch hier verhältnismäßig oft der Zustand trüber Schwellung zu erheben sein.

Der Darm zeichnet sich mitunter, besonders bei Kindern, und vor allem in rasch verlaufenden Fällen, wie mir scheinen will, durch venöse Hyperämie mit Blutungen aus. Seine lymphatischen Apparate sind vielfach geschwellt, ja sie bieten die Anzeichen katarrhalischer Sinusentzündungen bei starker Hyperämie (Göppert) dar. (Auf die Erscheinungen am lymphatischen Apparat wird später noch einmal einzugehen sein.)

Wie in allen Organen bei allgemeiner Meningokokkenerkrankung Blutungen vorkommen können, so wurden von Ghon solche auch für die Nebennieren festgestellt; desgleichen sind sie an der Nierenoberfläche, im Rindengebiet der Nieren, im Nierenbecken und in der Harnblasenwandung gesehen worden. Die Nieren zeigen nach meiner Erfahrung ein sehr wechselndes Verhalten hinsichtlich des Blutgehaltes. Leichte Zustände von trüber Schwellung können öfter erhoben werden. Daneben kommen aber zweifellos auch schwere entzündliche Nierenaffektionen vor. Metastatische Entzündungsherde, embolische Abszesse wurden beschrieben (Westenhöffer, Busse). Doch scheinen in seltenen, meist sehr akuten Fällen auch echte glomerulare Affektionen in Frage zu kommen [G. B. Gruber[1]), Herxheimer[2])]. Ein einschlägiger Fall ist mir erst kürzlich wieder untergekommen:

Ein Soldat von 21 Jahren, seines Zeichens ein Schlächter, ein sehr robuster, kräftiger Mann, erkrankte bei seiner Truppe am 17. 1. 1918 und wurde in völlig benommenem Zustand ins Lazarett gebracht. Am 19. 1. 1918 verlegte man ihn wegen seines Harnbefundes (Urinverminderung, reichlichen Eiweißgehaltes, hyaliner, blutiger und gekörnter Zylinder) unter Annahme einer Urämie bei akuter Nierenentzündung nach der Abteilung für Nierenkranke. Von dort kam er nach Feststellung einer Meningitis auf die Seuchenabteilung. Hier wurden gramnegative,

---

1) G. B. Gruber und F. Kerchensteiner, l. c. S. 473.
2) Herxheimer, Münch. med. Wochenschr. 1918. Bd. 65. S. 283.

semmelförmige Diplokokken, größtenteils intrazellulär gelagert, im Lumbalpunktat festgestellt. Am 6. 2. 1918 trat der Tod ein.

Die Obduktion ergab: „Subakute Meningokokkenerkrankung. Leptomeningitis cerebrospinalis. Eiterige Rhinitis. Frische Endocarditis mitralis. Wachsartige Degeneration des Herzmuskels. Frische bronchopneumonische Herde. Kein Milztumor. Glomerulonephritis (?) beider Nieren.“ — Im Protokoll wurde über das Aussehen der Nieren das Folgende niedergelegt: „Die Nieren lassen sich unschwer entkapseln, sie sind etwas größer und schwerer als gewöhnlich. Ihre Oberfläche ist glatt, sie sind dunkel braunrot bis blaurot und zeigen zaklreiche, feinste, blutig gefärbte Pünktchen an der Oberfläche, wie auch im Bereich der etwas verbreiterten und nicht überall gleich gut gezeichneten, sondern etwas verschwommen aussehenden Rinde. Die Wandung des Nierenbeckens ist durch etwas injizierte Blutgefäße ausgezeichnet, wie die übrigen ableitenden Harnwege.“ — Histologisch zeigten Präparate von den Nieren:

1. Eine enorme Blutstauung in den Gefäßen aller Bezirke mit Ausnahme der Glomeruli.
2. Blutungen geringsten Umfanges im Rindenbereich, vor allem in unmittelbarer Nachbarschaft gewundener Harnkanälchen.
3. Erhöhten Zellreichtum zahlreicher, wie geschwellt aussehender, Glomeruli, bedingt durch Infiltration. Deutlicher noch war eine periglomeruläre Infiltration mit lymphozytenähnlichen Elementen erkennbar. Eine Epitheldegeneration dagegen konnte nicht festgestellt werden.
4. In zahlreichen Harnkanälchen befanden sich zusammengesinterte, zylindrische, trübe und körnige Massen.

Weniger charakteristische Fälle dürften meines Erachtens nicht so selten sein. Ausgesprochene Nephrodegeneratio wird andererseits auch nicht häufig angetroffen. Einzigartig ist der Befund einer medullären, interstitiellen Herdnephritis, der Westenhöffer bei einem Meningokokkenmeningitiker geglückt ist.

Mit einer gewissen Vorliebe siedeln sich die Meningokokken im Bereiche der männlichen Genitalorgane an und machen daselbst schwere eiterige Entzündungen. Von verschiedenen Autoren wurden in dieser Hinsicht Orchitis und Periorchitis suppurativa, sowie Epididymitis und Spermatozystitis (Pick) festgestellt.

Bei der Sektion der Leichen von Meningokokkenerkrankten muß auch auf die Gelenke geachtet werden. Namentlich in schnell zugrunde gegangenen Fällen ist es nicht ungewöhnlich, serofibrinöse bis schwer eiterige Gelenkentzündungen anzutreffen, deren Exsudat den Meningokokkus in Reinkultur enthält, vorausgesetzt, daß nicht eine Mischinfektion vorliegt, ein Punkt, der später noch zu behandeln ist. Nebenbei mag angefügt werden, daß Gelenkschwellungen und Rötungen namentlich im Beginn der Meningokokkenerkrankung oftmals gesehen werden können.

Diese Erscheinungen haben jedoch meist keine lange Dauer, sie gehen zurück, wie überhaupt die Meningokokkengelenkentzündungen sehr wohl eine Wiederherstellung der Gelenke mit voller Funktionstüchtigkeit zulassen.

Der Vollständigkeit halber sei schließlich auch noch des Apparatus lymphaticus in seiner Gesamtheit gedacht. Es ist Ihnen gewiß nicht unbekannt, daß Westenhöffer, der ein großes Kindermaterial verarbeiten konnte, der Ansicht huldigte, daß gerade sogenannte Lymphatiker, also Menschen mit erhaltener oder stark lymphatisch ausgebildeter Thymusdrüse, mit vergrößerter Rachenmandel, mit sehr stark entwickelten lymphatischen Knötchen in Milz, Darmschleimhaut und Gekröse ein Hauptkontingent unter den Meningokokkenkranken bilden. Göppert hat diese Anschauung bezweifelt unter Hinweis darauf, daß fast stets bei akut Erkrankten und Verstorbenen Zeichen eines Status lymphaticus aufzufinden seien. Auch ich konnte nicht den Eindruck gewinnen, als ob in einer gewissen Regelmäßigkeit bei meinen Obduktionen von Meningokokkenkranken der Befund lymphatischer Konstitution wiederkehren würde. Wenn dann und wann der Befund einer kräftigen Thymusdrüse mit reichlicher lymphatischer Gewebsbeteiligung vorlag, so konnte das bei dem meist jugendlichen Menschenmaterial nicht Wunder nehmen, welches ganz allgemein auch bei anderer Todesursache als gerade bei der uns interessierenden Infektionskrankheit in nicht geringerer Zahl sogenannte Lymphatiker erkennen ließ. Andererseits darf man nicht vergessen, daß die Meningokokkenerkrankung je nach der Oertlichkeit der Affektionen zu Schwellungen und metastatischen Entzündungen der regionären Lymphdrüsen führt. Die Hals- und Nackenlymphdrüsen, die Lymphdrüsen der Lungenpforten und die retroperitonealen Lymphknoten kommen hierbei besonders in Betracht. Gelang es doch H. Chiari in dem Saft von Nackenlymphdrüsen Meningokokken nachzuweisen.

Es ergibt sich aus der Fülle pathologisch-anatomischer und bakterioskopischer, wie bakteriologischer Feststellungen eine bestimmte Anschauung über das Wesen der Meningokokkenerkrankung, die durch die klinisch-pathologischen Erfahrungen gestützt wird. Es ist heute kein Zweifel mehr, daß die zerebrospinale Meningokokkenmeningitis nur eine Teilerscheinung eines allgemeinen bakteriämischen und septikopyämischen Krankheitsprozesses vorstellt, dessen Erreger der Meningokokkus ist. Hat man diesen Keim doch frühzeitig im strömenden Blut, im Hautausschlag, im Gelenkexsudat, in den Ausschwitzungsprodukten der serösen Höhlen, in myokardialen Infiltraten, in endokarditischen Auflagerungen, im Pneumoniesaft, im Milzparenchym, im spermatozystitischen, orchitischen und epididymitischen Eiter nachgewiesen. Es könnte nun die Frage aufgeworfen werden, ob zwischen einer lokalen Infektionskrankheit der Meningen und der allgemeinen bakteriämischen und septikopyämischen Allgemeinerkrankung durch Meningokokken unterschieden werden soll. Diese Frage dürfte dahin zu beantworten sein, daß auch in Fällen von scheinbar lokaler Meningokokkenmeningitis ursprünglich ein allgemeines bakteriämisches Krankheitsstadium vorlag, das nun aber bereits überwunden ist. „Die Beobachtungen von Hauterscheinungen als Frühsymptom der Meningokokkenmeningitiker, die schon von vielen Autoren vor Beginn des europäischen Weltkrieges festgestellt waren, Erscheinungen, die bei Kindern ebenso zur Beobachtung kamen als bei Erwachsenen, ferner das im Anfang der Meningokokkenmeningitis nicht allzu seltene Phänomen von Gelenkschwellungen, beides Affektionen, die schnell vorübergehen können, indes sich die Meningitis zum schweren, durch ihre Tragweite für die Organfunktion das Ganze beherrschende Bild entwickelt, endlich die Tatsache, daß man bei Obduktionen von Patienten, die einer scheinbar unkomplizierten Meningitis siderans erlagen, histologisch eiterig entzündliche Herde im Myokard gefunden hat, lassen uns mit genügender Sicherheit zu der Entscheidung kommen, daß die Meningokokkenmeningitis als eine bakteriämische Metastase einer Allgemeininfektion des Körpers anzusehen ist, die sich so entwickelt, daß alsbald nur die meningeale Metastase bestehen kann und zur Ausbildung eines schweren, scheinbar ganz lokalen Krankheitsbildes führt.“ [1]) Diese Auffassung der Meningokokkenerkrankung als einer bakteriämisch bedingten Allgemeinerkrankung ist schon früher von der Weichselbaum'schen Schule vertreten worden, jetzt ist sie wohl allgemein anerkannt.

Unter diesen Umständen dürfte es sich empfehlen, die Nomenklatur der fraglichen Erkrankung zu revidieren. Jedenfalls ist die Benennung „Genickstarre“ nach einem einzelnen Symptom gerade der meningealen Metastase nicht erschöpfend und bezeichnend; denn erstens ist nicht stets bei der Meningokokkenerkrankung eine Genickstarre vorhanden, zweitens ist die Genickstarre nicht nur für eine Meningokokkeninfektion typisch, sondern für die ätiologisch verschiedensten Meningitiden. Ich habe deshalb vorgeschlagen [2]) die Benennung durch ein ätiologisches Attribut, das auf die Meningokokkennatur hinweist, zu präzisieren. Im übrigen wird man ja nach dem Symptomenbild verfahren, man wird von Bacteriaemia meningococcica oder Septicopyaemia meningococcica oder bei einfacher Lokalisation in den Meningen auch nur von Meningitis meningococcica sprechen, ohne dabei aber zu vergessen, daß auch diese Krankheitsform nur eine Teilerscheinung einer allgemeinen bakteriämischen Infektions-

1) G. B. Gruber und F. Kerschensteiner, l. c. S. 450.
2) G. B. Gruber, Zeitschr. f. Hyg. u. Inf.-Krankh. 1915. Bd. 80. S. 219.

krankheit darstellt. Im übrigen wird später auf die Pathogenese derselben noch einmal näher einzugehen sein.

Aus der Summe der Befunde bei Meningokokkenerkrankten läßt sich ein allgemein pathologisches Bild über die Wirkung der Meningokokkeninfektion in bestimmten Grenzen erkennen. Es hat sich gezeigt, daß der Meningokokkus in der ausgesprochensten Weise den Körper zu jener Summe von Reaktionen zwingt, die man als Entzündung zu benennen pflegt.

Es dürfte sich empfehlen, bei Anwendung des Entzündungsbegriffes auf ein bestimmtes Krankheitsbild erst den Begriff der Entzündung zu fixieren, da darüber noch immer keine Klarheit und Einigkeit herrscht. Zweifellos ist unter Entzündung eine lokal zur Geltung kommende Reaktion des Organismus zu verstehen, die geeignet ist, lokal angreifende Schädlichkeiten auszumerzen bzw. wirkungslos zu machen. Soweit aus der Schädigung durch die primär wirkenden Schädlichkeiten (Keime, Gifte, Stoffwechselprodukte, Fremdkörper) nach Beseitigung dieser schädigenden Momente, durch Zerfallsprodukte in Art und Menge ungewohnte Umsetzungsstoffe neue örtlich wirkende Schädlichkeiten entstehen, wird die als Entzündung zu deutende Abwehrreaktion fortbestehen; ihre einzelnen Teilerscheinungen werden sich mit einer anderen Reaktion des Körpers innig vereinigen bzw. vermischen, die nach Beseitigung der schädlich wirkenden zum Abbau des Organismus tendierenden Einflüsse zur Geltung kommt, um die geschaffene Schädigung in aufbauender reparativer und regenerierender Arbeit nach Möglichkeit auszumerzen. Es wird also schwierig sein, ja es läßt sich praktisch kaum durchführen, Entzündung und Reparation bzw. Regeneration scharf zu trennen, zumal es Schädlichkeiten gibt, die geradezu von Anfang ihrer Wirkung an den Körper zu einer entzündlichen Gegenreaktion veranlassen, welche ganz besonders auffallend durch reparative Gewebsneubildung ausgezeichnet ist, wenn auch diese reparativen und regenerativen Produkte unter der fortdauernden Schädlichkeitswirkung ein ganz eigenartiges Gepräge tragen, das sie als Gebilde einer sogenannten produktiven Entzündung kenntlich macht (Tuberkel, Gumma, aktinomykotisches Granulationsgewebe usw.). Also wie gesagt, es ist für die Praxis unumgänglich notwendig, in den der Abwehr der Schädlichkeiten unmittelbar folgenden oder mit ihr einsetzenden reparativen Gewebsreaktion einen Teil der Entzündung selbst zu sehen, ebenso wie es sich empfiehlt, eine primäre alterative Reaktion für den Entzündungskomplex anzuerkennen. Was die Gewebsalteration anbetrifft, so läßt sich beispielsweise wohl denken, daß eine giftig wirkende Noxe, die zur umschriebenen Gewebsschädigung, ja Abtötung führt, durch eine dabei erfolgende Bindung oder Verankerung an dies absterbende oder abgestorbene Gewebe in seiner Wirksamkeit oder seinem Wirkungskreis beschränkt wird, sich erschöpft. Diese Ueberlegung gilt namentlich für chemische Mittel. Ist es auch eine regressive Phase, so kommt sie im Effekt der nachfolgenden progressiven, der Schädlichkeitsabwehr, oder gar der Reparation in einer Hinsicht sehr nahe; sie lässt sich ebenfalls oft sehr schwer gegen die reine Abwehrreaktion des Organismus abgrenzen; denn einmal ist sie verschwindend gering in ihrer sichtbaren Ausdrucksmöglichkeit, einmal ist sie recht stark ausgeprägt und sehr oft greift sie noch weit in die Phase der reinen entzündlichen Abwehrreaktion, ja gelegentlich sogar als nebenher laufende Wirkung bis in die Phase der reparativen Erscheinung hinein. Es empfiehlt sich also mit Lubarsch[1]) drei Phasen der Entzündung zu unterscheiden, nämlich eine alterative Phase, eine exsudative Phase, eine produktive Phase. Diese drei Stadien lassen sich in ungleicher Intensität und Extensität bei fast allen entzündlichen Zuständen nachweisen, wobei allerdings zu bedenken ist, daß bald die eine, bald die andere Phase so mächtig in den Vordergrund tritt, daß eine der beiden anderen oder auch beide kaum erkannt werden können.

---

1) Lubarsch, in Aschoff's Lehrbuch der allgem. und pathol. Anatomie. 3. Aufl. Bd. 2.

Die Wirkung der Meningokokkeninfektion läßt nun alterative Erscheinungen nicht allgemein zur Geltung kommen und doch fehlen auch sie nicht. Erinnern Sie sich nur der Arterionekrosen, die Eugen Fraenkel in den Hautausschlagsherden bei Meningokokkeninfizierten feststellen konnte, oder des eigenartigen Bildes der Ringblutungen im Gehirn von Meningitikern mit Zeichen der Kapillarschädigungen. Ueberhaupt lassen die häufig bei der sogenannten septischen Meningokokkenerkrankung gesehenen Blutungen an eine alterative, nicht gerade immer sichtbar zur Geltung kommende Wirkung der Infektion auf die Wandungen der feinen Gefäße denken.

Die Meningokokkenwirkung macht sich am deutlichsten kund in der ausgesprochen exsudativ entzündlichen Reaktion der befallenen Organe. Und zwar ist dieses Exsudat je nach dem Sitz und dem Alter der Entzündung bald reicher, bald ärmer an Fibrin. Eine starke seröse und serofibrinöse Entzündung weisen die serösen Höhlen, auch die Hirnkammern und Gelenke auf. Stark fibrinöse Ausschwitzungen finden sich in den Lungen, konnte doch über das Vorkommen kruppöser Meningokkenpneumonien berichtet werden. Der starke entzündliche Erguß im Bereich des Zentralnervensystems macht sich in gewaltiger Vermehrung des Liquordruckes und der Erweiterung der Hirnräume bald genug geltend, wenn auch zugegeben wird, daß der durch die Affektion bedingte verminderte Abfluß des Liquors im gleichen Sinne symptomatisch und lebensbedrohend wirkt. Nun ist aber das Vorkommen fibrinöser bzw. serofibrinöser Ausschwitzungen durchaus nicht die Regel. Schon sehr frühzeitig können rein zellige Exsudate auftreten, die zunächst wohl ausschließlich aus polymorphkernigen Leukozyten zusammengesetzt sind, von denen zahlreiche Exemplare sich als hinfällig, der Zytolysis unterworfen erweisen, was vielleicht auf die für die Meningokokkenerkrankung so typische Bakteriophagie zurückgeführt werden muß. Danach ist der Meningokokkus unter die Reihe der wirksamsten eiterbildenden Bakterien einzurechnen. Der Charakter des Exsudates scheint sich indes bei fortdauernder Reaktion des Organismus schnell zu ändern. Schon frühzeitig, oft nach wenigen Tagen Dauer der Meningokokkenentzündung, findet man mononukleäre, ungranulierte, basophile Elemente, die teils als lymphoide Abkömmlinge, teils als histiogene Proliferationszellen anzusprechen sind. Auch Plasmazellen und eosinophil gekörnte Leukozyten habe ich in späteren Stadien dem Zellexsudat bei Meningokokkenerkrankung beigesellt gefunden.

Das Schicksal dieser Exsudatbildung ist verschieden. Durch produktiv entzündliche Vorgänge, Granulationsgewebsbildung, wird es vielfach organisiert und aufgesaugt. Es kann so völlige Restitution eintreten, ohne daß recht auffallende Narbenbildungen den Schauplatz des überstandenen schweren Prozesses immer kenntlich machen würden; dies ist der Grund des oftmals guten klinischen Ausganges von Fällen, in denen schwere Erscheinungen an Gelenken, Hirn- und Rückenmarkshäuten, Augen, Haut usw. vorgelegen. Anderseits können Teile des Exsudates auch regressiv verändert werden. Nekrose der zelligen Elemente, Verkalkung und Verkreidung kommen in kleinem Umfange wohl vor und können lange bestehen bleiben, können auch Anlaß zu metaplastischer Umwandlung geben, wie der Befund von arachnoidealen Knochenschüppchen beweist.

Irgendwelche Spezifität der Ausdrucksform kommt also der Meningokokkenentzündung in keiner Weise zu. Es ist dem Histopathologen ohne anamnestische Beihilfe der klinischen Bakteriologie oder der post mortem-Bakteriologie nicht möglich, eine spezifisch ätiologische Aufklärung über die Art des Krankheitsprozesses zu geben. Er muß sich mit der allgemeinen Diagnose einer entzündlichen Wirkung begnügen.

Selbstredend ist die Grundfrage nach dieser entzündlichen Wirkung, die Frage, welchem speziellen Agens diese Kraft der Meningokokken zukomme, schon oft ventiliert worden. Warum affizieren diese Keime die Rachenschleimhaut in der Regel so minimal, die Leptomeningen so schwer? Warum befällt die Krankheit einmal so deutlich Herz, Haut, Gelenke und Gehirn, einmal nur die Hirnhäute, einmal anscheinend nur die Haut? Warum kommt es einmal zu ausgesprochenen Blutaustritten an den Entzündungsstellen, ein andermal nicht? Warum führt bei dem einen, ohne sehr extensive Organerscheinungen, die Infektion überstürzt zum Tode, während sie bei dem anderen sich schleichend entwickelt oder in langsamem Verlaufe sei es zum guten, sei es zum schlimmen Ende hinzieht? Man könnte annehmen, daß verschiedene Stoffe, welche die Meningokokken abgeben mögen, dieser Verschiedenheit zugrunde liegen. Allein, dafür fehlt jeder Anhaltspunkt. Ja, wir wissen überhaupt nicht mit genügender Sicherheit, ob die Meningokokken ein Gift sezernieren oder ob die Zerfallsprodukte der abgestorbenen Keime so reizend wirken. Die letztgenannte Möglichkeit hat viel für sich, denn es ist manchem Autor aufgefallen, wie schwer der bakterioskopische Nachweis der Meningokokken in ausgeprägten Entzündungsherden zu erbringen ist bzw. wie schnell die Keime aus dem kreisenden Blut und den Geweben verschwinden, wenn die Krankheit längst nicht abgelaufen ist. Diese Erfahrung und jene andere von der außerordentlichen Bakteriophagie der Leukozyten im Falle der Meningokokkenerkrankung, sowie von der jedem Bakteriologen geläufigen Hinfälligkeit der Meningokokken legt die Annahme sehr nahe, daß körpereigene Substanzen des Weichselbaum'schen Diplokokkus nach der Auflösung der Keime schwere entzündliche Wirkung auszuüben vermögen. Für solche toxische Beziehungen sprechen ja wohl auch die klinischen Erfahrungen beredt, in denen schwerster akutester Krankheitsverlauf bei minimalem Obduktionsbefund, bei für das Auge kaum als beginnend erkennbarer Meningitis vorlag. Es ist kein Zufall, daß in solchen Fällen so oft die Fehldiagnose einer schweren Vergiftung erfolgte, sei es durch Nahrungs- und Genußmittel, sei es durch Medikamente oder Stoffwechselprodukte. Gerade die Beobachtungen am Gefäßsystem, die Zustände von Hyperämie, Stauungen und Blutungen in Kapillarbezirken der verschiedensten Organe, von denen ich den Darm entsprechend den Göppert'schen Untersuchungen hervorheben möchte, lassen die Annahme eines Giftstoffes als Reizfaktor recht naheliegend erscheinen. Wie weit es sich um ein lokal wirkendes oder ein allgemein zur Geltung kommendes, vielleicht durch die Gefäßnerven wirkendes Gift handelt, das entzieht sich einstweilen noch näherer Beurteilung, wenn auch darüber kaum ein Zweifel existiert, daß am Ort des Meningokokkenunterganges ein schwerer entzündlicher Reiz auf die Gewebe einwirken kann.

Natürlich ist manche Erscheinung im Verlauf von Meningokokkenerkrankungen nicht direkt der Reizwirkung der Keime und ihrer Produkte zuzuschreiben. Manche Symptome sind sekundär bedingt durch den mechanischen Reiz, welchen die Exsudatbildung auf lebenswichtige Organe ausübt. Ich möchte Sie nicht im einzelnen an die Symptome des Hirndruckes erinnern. Doch darauf sei hingewiesen, daß die im hydrozephalischen Stadium der Krankheit auffallende Unfähigkeit in der Ausnützung der gierig und reichlich aufgenommenen Nahrung, die sich in zunehmender Abmagerung bis zur Skelettähnlichkeit dokumentiert, auf zerebralen Einflüssen infolge der Wasserkopfbildung beruht.

Hier ist auch der Ort, einige Ausführungen über die letzte Todesursache bei der Meningokokkenerkrankung zu machen. Nach unserer Erfahrung, der nicht nur der autoptische Leichenbefund, sondern auch klinische Beobachtungen zugrunde liegen, kommen zweierlei Ursachen hier in Betracht. Entweder — und diese Sachlage betrifft vielfach die perakut endenden Fälle — es liegt eine allerschwerste Infektion mit einem höchst virulenten Keim bzw. eine Infektion eines für Meningokokkenwirkung besonders widerstandslosen Menschen vor; dann kann bei verhältnismäßig geringer entzündlicher

Gegenwirkung, ja oft auch ohne deutlich erkennbare Zeichen der Meningitis, jedoch vielfach unter sogenannten septischen Erscheinungen recht unerwartet der Tod an Herzlähmung eintreten. In einem Teil solcher Herzen fanden sich Zeichen von Myokarditis oder Muskeldegeneration. Gleichwohl darf man vermuten, daß die Schwere der Infektionswirkung auch in solchen Fällen häufig genug das Herz vom Gehirn aus zum Versagen gezwungen hat; denn Zeichen von Vagusreizung, angioneurotisch bedingte Symptome, Reflexunregelmäßigkeiten, Hauthyperästhesien, Benommenheit, Atmungsstörungen geben dem tragischen Hinsterben oft ganz und gar den Charakter des Hirntodes. Oder aber es handelt sich um Fälle ausgesprochener Meningokokkenmeningitis. Hier läßt die Trockenheit der äußeren Meningen, die Abplattung der Hirnwindungen, die Erweiterung der Hirnkammern, vorzüglich auch des Aquaeductus Sylvii und der Rautengrube den Schluß auf einen Hirntod naheliegend erscheinen. Gerade die Erweiterung des vierten Ventrikels, zugleich aber die Einengung des Raumes für das Kleinhirn und die Medulla einerseits durch basale Exsudatbildung, andererseits durch Ausdehnung und Druck des entzündlich hydrozephalischen Großhirns, Verhältnisse, die zur Deformierung des gegen das Foramen magnum occipitale hingepreßten Kleinhirns führen können, sind hier sehr zu beachten. Vor allem scheint die Erweiterung und Verzerrung der Hinterhörner, der Seitenventrikel die hinteren Großhirnlappen stark gegen das eingeengte Kleinhirn zu pressen und zu der verhängnisvollen Drucksteigerung im Rautengrubengebiet Anlaß zu geben. Beobachtung des Pulses, seine Gleichmäßigkeit bei enormer Beschleunigung, und Beobachtung der Atmung weisen auf eine Vaguslähmung hin. Fanny Kerschensteiner[1]) schrieb über die Atmungsstörung und ihr Verhältnis zum Sterben der Meningokokkenmeningitiker die folgenden Wahrnehmungen nieder: „Das Sterben der Meningitiker, das meist stunden- und tagelang dauert, ist begleitet und charakterisiert durch die schwersten Atemstörungen. Es ist ein gepreßtes, stöhnendes Atmen, während der Kranke oft auf einer Gesichtshälfte lastend oder nach hinten in die Kissen gebohrt ist. Oft scheint es völlig zu stocken, man kann in der Minute oft nur 6 Atemzüge zählen, diese sind aber von solcher Tiefe, daß der ganze Körper sich bei ihrem Ablauf zu bäumen scheint. Nicht selten beobachten wir auch den Cheyne-Stokes'schen Atemtypus. Wenn dann stundenlang immer längere Atempausen mit den ganzen Körper erschütternden Atemzügen gewechselt, die oft von merkwürdigen

1) G. B. Gruber und F. Kerschensteiner, l. c., S. 510.

Lauten begleitet sind und ein Mittelding zwischen Stöhnen und gepreßtem Schreien darstellen, dauert einmal die Atmungspause fort und einige Sekunden später hört das Herz zu schlagen auf."

Bei einer Besprechung der allgemeinen Pathologie der Meningokokkenerkrankung muß auch die Frage untersucht werden, ob es nicht eine bestimmte Eignung, eine bestimmte Bereitschaft für diese Erkrankung bzw. für ihren deletären Ablauf gibt, ob nicht eine bestimmt geartete anatomische oder physiologische Konstitution einen disponierenden Faktor ausmacht. Westenhöffer glaubte, wie oben bereits erwähnt wurde, eine allgemeine lymphatische Hyperplasie als jenes Moment gefunden zu haben, das seine Träger besonders geeignet für die Meningokokkenerkrankung und ihren verhängnisvollen Ablauf mache. Göppert widersprach dieser Anschauung, und ich möchte diesem Autor durchaus beipflichten. Man findet bei erwachsenem Obduktionsmaterial weder qualitativ noch quantitativ eine beweisende Stütze für die Westenhöffer'sche Annahme. Es läßt sich keine Konstitutionsanomalie hier als disponierend beschuldigen. Robuste, kräftigste, gesundest organisierte Männer mit aller Voraussicht eines ungestörten Lebenslaufes fanden sich gar nicht selten unter dem von uns beobachteten Material.

Eines soll aber hier nicht übersehen werden: Es ist schon durch Busse und Oberndorfer aufmerksam gemacht worden, daß in Obduktionfällen von Meningokokkenmeningitikern auffallend große und schwere Gehirne gefunden wurden. Auch ich verfüge über einzelne derartige Beobachtungen, ohne daß ein das Gewicht des Organs rechtfertigendes Hirnödem oder ein entsprechender Wasserkopf vorgelegen hätte.

So wog das Gehirn eines 12 jährigen Mädchens, das eine Leptomeningitis meningococcica mikroskopisch, aber nicht mit freiem Auge erkennen ließ, und das nur wenig erweiterte Ventrikel aufwies, 1650 g. — Das Gehirn eines 19 Jahre alten Landwirtes, der nur einen Tag krank gewesen, war zwar feuchter als gewöhnlich und wies ebenfalls leichten Pyocephalus internus auf. Es hatte dabei aber das unverhältnismäßig hohe Gewicht von 1900 g. — Sehr sprechend war ferner eine meiner Beobachtungen eines mikrozephalen Mannes, der an einer Meningitis meningococcica siderans gestorben. Bei ihm war offenbar der Schädel, dessen Tabula interna deutlich die Negative der Hirnlappung und der Windungen erkennen ließ, viel zu klein für das Gehirn, dessen Relief stark abgeplattet war. Aeußerlich erschien es sehr trocken, die Meningen waren kaum als affiziert zu erkennen. Auf Schnitten erwiesen sich die Hirnkammern leicht erweitert und von trübem Liquor erfüllt. Die mikroskopische und bakteriologische Untersuchung klärte den Fall auf, der als Fischvergiftung angesprochen worden war. Hier hatte es sich zweifellos um ein zur Kapazität des Schädels zu großes Gehirn gehandelt, das bei leichter Schwellung oder Ventrikelerweiterung unter derartige Druckverhältnisse kam, daß dies mit der Fortdauer des Lebens unvereinbar war.

Diese Beobachtungen scheinen hier darzutun, daß bei einem gewissen Mißverhältnis zwischen der Größe des Gehirns und dem

Fassungsraum des Schädels schon geringe exsudative Prozesse an den Meningen und Adergeflechten einen derartigen Liquordruck erzeugen, daß daraus leicht die ernstesten Folgen erwachsen können. Doch ist dies eine anatomische Voraussetzung, die natürlich für jede Form von Meningitis oder intrakranieller Raumbeengung eine gleich schlechte Prognose erheischt; es handelt sich nicht um etwas für die Meningokokkeninfektion besonders Ungünstiges oder gar Typisches.

Man hat auch versucht, aus den Erfahrungen der Morbiditätsstatistik der Meningokokkenerkrankungen gewisse Schlüsse auf die Disposition verschiedener Altersstufen und der Geschlechter zu ziehen.

Das kann ja nun nicht bezweifelt werden, daß die Krankheit Jugendliche bis ins 3. Jahrzehnt besonders gerne befällt. Ich glaube aber, daß diese Statistiken sehr unvollkommen sind, und zwar, weil meiner an vier verschiedenen, gänzlich auseinander liegenden Orten des Deutschen Reiches gesammelten Erfahrung nach die Aerzte der allgemeinen Praxis sich nur äußerst selten an die Diagnose einer Meningokokkenerkrankung („Genickstarre") beim Säugling heranwagen und oft genug beteuern, diese Krankheit komme in ihrem Arbeitsbereich gar nicht in Frage, und weil andererseits noch viel zu wenig bekannt ist, daß auch ältere Menschen bis ins Greisenalter hinein, nicht so selten der Meningokokkeninfektion erliegen (Schlesinger). Bei Greisen mit ihrer Hirnatrophie mögen typische und schwere Erscheinungen ja verschleiert werden durch die auch andersartig zu deutenden Symptome. Arteriosklerose, Zirkulationsstörungen und ihre Folgen, Demenz usw. führen hier die diagnostische Fähigkeit irre. Und da in letzter Linie die Diagnose von der Lumbalpunktion abhängig ist, der Lendenstich aber aus begreiflichen und gewiß oft nicht so unberechtigten Gründen vom Hausarzt nicht gewagt wird, kann die richtige Diagnose nicht gestellt werden.

Ich verfüge über mehrere Fälle von Meningokokkenerkrankung an Patienten, die das 4. Lebensdezennium überschritten, und teile sie hier im Auszug mit:

Lorenz R., Tagelöhner, 41 Jahre alt. Tot eingeliefert. Klinische Diagnose: Mutmaßlich Hemiplegie. Obduktion (Wetzel) ergab: Meningitis suppurativa cerebrospinalis meningococcica. (Sektion Nr. 222 vom 2. 3. 1915.)[1]

Marie D., 58 Jahre alt. 4 Tage krank. Klinische Diagnose: Meningitis epidemica. Obduktion (H. Chiari) ergab: Meningitis cerebrospinalis suppurativa meningococcica. (Sektion Nr. 124 vom 1. 2. 1915.)[1]

Stephan C., Schlosser, 58 Jahre alt. Klinische Notiz: Akut erkrankt. Starb 20 Minuten nach Aufnahme in die Klinik (Prof. Dr. Erich Meyer). Urämie? Wurde ante mortem lumbal punktiert. Im blutigen Punktat fanden sich mäßig viele lymphozytenartige Zellen. Verdacht auf Meningitis. Obduktion (Wetzel) ergab: Meningitis cerebrospinalis meningococcica suppurativa. (Sektion Nr. 315 vom 29. 3. 1915.)[1]

---

1) Fälle des pathologischen Institutes der Universität Straßburg i./Els., die ich mit gütiger Erlaubnis des Herrn Prof. Dr. Mönckeberg hier mitteilen darf.

N. N., Metzger, Alter im 6. Lebensjahrzehnt. Klinische Diagnose: Eiterige Meningitis. Obduktion (Gruber) ergab: Leptomeningitis cerebrospinalis meningococcica mit eiterigen Einschmelzungsherden der Hirnrinde des linken Schläfenlappens. (Münchener sporadischer Fall.)

Elise L., 65 Jahre alt. Klinische Diagnose: Apoplexie? Arteriosklerose. Erloschene Kniesehnenreflexe. Nackensteifigkeit. Meningitis? Obduktion ergab: Akute eiterige zerebrospinale Meningokokkenmeningitis mit Pyocephalus internus. Eiterige Bronchitis. Lungenemphysem. Hypertrophie des Herzens, besonders der linken Hälfte bei produktiver luetischer Peri-, Meso und Endaortitis der Brustaorta, übergreifend auf die Ostien der Koronararterien und auf die Aortenklappen, kombiniert mit Aortensklerose und Aortenatheromatose. Sklerose der Koronargefäße. Pericholezystitische Verwachsungen. Adenoma colloidale der Schilddrüse. Myomata uteri. (Sektion Nr. 86 vom 20. 11. 1918. Städt. Krankenhaus Mainz.)

Elisabeth W., Rentnerin, 73 Jahre alt. Klinische Diagnose: Lungenentzündung rechts unten. Arteriosklerose, Apoplexie des Gehirns. (Lähmung der rechten Gesichtshälfte. Aphasie.) — Obduktion (Gruber) ergab: Schwere Hirnatrophie (950 g) bei allgemeiner Sklerose des Arteriensystems. Subakute eiterige Leptomeningitis durch Meningokokken und Pyocephalus internus. Lungenatrophie und -emphysem. Atrophie aller Organe. Beiderseits arteriosklerotische Schrumpfnieren. (Sektion Nr. 193 vom 2. 4. 1918. Städt. Krankenhaus Mainz.)

Eine reine Kinderkrankheit ist die Meningokokkenerkrankung ebenso wenig, als eine Erkrankung der im wehrfähigen Alter stehenden Männer. Dies führt uns zum Punkt der Geschlechtsdisposition. Da sich die Meningitis meningococcica seit etwa sieben Jahrzehnten in Europa — in Amerika noch länger — gerade dort geltend gemacht hat, wo in engen Festungs- und Lagerquartieren, in alten, unmodernen Kasernen und überfüllten Unterkünften Soldaten hausen mußten, wurde die Statistik zuungunsten der jugendlichen Männer außerordentlich stark beeinflußt. Man wollte darin den Ausdruck einer erhöhten Geschlechtsdisposition zugunsten des Mannes erkennen, ohne zu bedenken, daß man es hier vielmehr mit erhöhter Exposition als Disposition zu tun hat. Es sind äußere Umstände, die schlechten Unterkunftsverhältnisse, mangelnde Reinlichkeit und Durchlüftung usw., allzu enge Belegung, die diese jungen Männer der Infektion viel mehr ausgesetzt sein ließ, als es sonst bei Menschen in bürgerlichen Verhältnissen der Fall ist. Tatsächlich ist mir über die Beteiligung der Geschlechter an der Meningokokkenerkrankung bis heute eine brauchbare, einwandfreie Zusammenstellung nicht bekannt. Ich vermute sehr, daß eine solche Statistik, wenn nur die Expositionsverhältnisse richtig bewertet werden, keinen greifbaren Anhaltspunkt für eine erhöhte Disposition des männlichen Geschlechtes zur Meningokokkeninfektion ergibt.

Gelegentlich begegnet man auch der Meinung, als bestünde für die Meningokokkeninfektion eine Art von beruflicher Disposition in bestimmten Kreisen. So wurde oft genug die Ansicht ausgesprochen, die Krankheit sei eine Soldatenseuche. Diese Anschauung ist irrig. Ueberhaupt darf hier nicht von Disposition gesprochen werden. Wenn die Bewohner von Kasernen und Truppenunterkünften, dann vor allem Bergleute und Grubenarbeiter, ferner Schlächter usw. sich besonders anfällig für die Erkrankung zeigten, so muß dabei auch nach äußeren Gründen, nach Gründen des „Milieus" möchte man sagen, geforscht werden. Nicht eine erhöhte Disposition, sondern eine vermehrte Exposition liegt hier vor. Die Bedingungen zur Infektion sind es, welche bei diesen Menschen aus Gründen ihrer Beschäftigung, ihrer Wohn- und Arbeitsverhältnisse besonders günstig erscheinen. In den folgenden Ausführungen über die Infektion mit dem Meningokokkus und ihre Verbreitung soll dies noch näher beleuchtet werden.

Ein viel bearbeitetes Problem ist die Pathogenese der Meningokokkenerkrankungen. Um diesem näher treten zu können, muß man abermals vom Krankheitskeim ausgehen. Es ist festzustellen, wo und wie dieser Keim vom Menschen aufgelesen wird, wie sich der Infektionsmodus gestaltet.

Ueber ein Vorkommen des Weichselbaum'schen Diplococcus meningitidis in der belebten und unbelebten Natur außerhalb des Menschen ist so gut wie nichts bekannt geworden. Allerdings berichteten Fromme und Hanken[1]) vom Vorkommen der Meningokokken am Stroh und an den Decken von Mannschaftslagern in Höhlen auf dem westlichen Kriegsschauplatz. Doch dürfte es sich hier unseres Erachtens um ausgehustete, ausgeschnaubte Keime gehandelt haben, die unmittelbar aus dem Rachen und den Luftwegen der infizierten Bewohner dieser Höhlen stammten, und die gewiß nicht lange am Stroh und an Decken lebend erhalten blieben; denn die Meningokokken sind äußerst hinfällig. Sie finden außerhalb des Menschen nicht die ihnen zusagenden Ernährungsverhältnisse. Sie vertragen es nicht, dem Licht ausgesetzt zu sein, sie werden durch niedere Temperaturen geschädigt. Damit ist nicht gesagt, daß sie nicht etwa eingehüllt in den Schleim und die Eiweißmassen von Sputum, Nasensekret und Eitertröpfchen längere Zeit fortpflanzungsfähig, also infektiös bleiben. Solche Sekretpartikel, Schleimteilchen und Eitertröpfchen stammen aber stets von Menschen her, welche die fraglichen Diplokokken in sich tragen und beim Sprechen, Niesen, Schnauben, Husten von sich geben.

Durch Untersuchungen an Meningokokkenkranken wurde man nun schon bald darauf aufmerksam, daß nicht selten im Schleim des entzündeten oder nicht entzündeten Nasenrachenraumes Meningokokken — sei es in Reinkultur, sei es in Mischflora — vorhanden sind. Und als man solche Untersuchungen ausdehnte auf die Umgebung von Meningokokkenmeningitikern, konnte man den gleichen Befund an zahlreichen gesunden Menschen erheben. Daraus ergab sich also,

1) Fromme und Hanken, Zeitschr. f. Hyg. u. Infektionskrankh. 1916. Bd. 82. S. 243.

daß das Vorkommen des Weichselbaum'schen Diplococcus meningitidis an die menschliche Rachenschleimhaut gebunden ist. Als „ubiquitär", d. h. „überall und immer vorkommend", kann man diesen Keim nicht bezeichnen. Aber immerhin ist es interessant gewesen, festzustellen, daß auch in Zeiten ohne Häufung von Meningokokkenerkrankungen die Keime in einer recht erheblichen Anzahl von Menschen festgestellt werden konnten, die sie schadlos im Rachen trugen. Die Zahl dieser Meningokokkenträger dürfte zwischen 1 pCt. und 2 pCt. schwanken. Vielleicht ist es also erlaubt, dem fraglichen Krankheitserreger eine gewisse „beschränkte Ubiquität für den Rachen des Menschen" zuzugestehen.

Derartige Untersuchungen auf Meningokokkenträger in größtem Stil wurden zum ersten Male von Georg Meyer, Waldmann, Fürst und mir[1]) an den Mannschaften der Garnison München, d. h. an rund 10 000 Mann, vorgenommen, die nicht an Meningitis erkrankt waren. Die Untersuchung nahm die Monate März, April, Mai 1910 in Anspruch, kurz nachdem eine Häufung von Meningokokkenmeningitisfällen in der Garnison aufgetreten war. Als Untersuchungsmethode wurde das v. Lingelsheim'sche Differenzierungsverfahren mit Zuckernährböden und die agglutinatorische Feststellung bei 37° verwendet. Auf die jetzt besser bekannten Variationen der Meningokokken hinsichtlich ihres Verhaltens gegen Maltose, sowie gegenüber spezifisch agglutinierenden Sera (Agglutination bei 55°) haben wir damals noch nicht Rücksicht genommen. Infolgedessen ist unser Ergebnis, daß in 1—2 pCt. aller Untersuchten der Nachweis der vorhandenen Meningokokken im Rachenschleim glückte, als eine Minimalausbeute anzusehen.

Eine weitere ausgedehnte Meningokokkenuntersuchung verdanken wir Gaßner[2]), der im Winter 1915/1916 in Schwerin anläßlich einer Häufung von Genickstarrefällen auf Keimträger fahndete. Beim Beginn der „Epidemie" fanden sich in dem Regiment, das die Kranken aufzuweisen hatte, 5,7 pCt. Keimträger, während bei zwei anderen Regimentern, die von der Krankheit verschont waren, 2,5 bzw. 1,0 pCt. Kokkenträger standen. Gaßner untersuchte insgesamt 10 470 Personen des Militär- und Zivilstandes; er fand 7,4 pCt. Meningokokkenträger; dabei ist aber zu beachten, daß dieses Verhältnis zu einer Zeit ermittelt war, in der die Häufung der Krankheitsfälle noch anhielt, da zu gleicher Zeit 11 Meningokokkenerkrankungen sichergestellt werden konnten.

Diese großen Untersuchungsreihen der vier Münchener Autoren einerseits, des Schweriner andererseits lassen sich wohl vergleichen. Die Gegenüberstellung ergibt dann, wie mir scheinen will, eine Bestätigung der Ansicht, daß in krankheitsfreien Zeiten die Keimträger nicht völlig ausgemerzt sind. Wäre eine völlige Ausmerzung der Kokkenträger möglich, so käme das einer Ausrottung des verhängnisvollen Keimes gleich, so würde auch der periodisch wiederkehrenden Häufung der Meningokokkenerkrankungen ein Riegel vorgeschoben sein.

Der Infektionsmodus ist also durch Ansiedelung der Meningokokken auf der Schleimhaut der oberen Luftwege gegeben, sei es, daß dadurch sofort eine spezifische Meningokokkenpharyngitis entsteht oder nicht. „Daß dabei Menschen aus der Umgebung von Genickstarrefällen besonders in Betracht kommen, ist eine Frage, die wir glauben verneinen zu können." Allein nicht nur speziell der

1) Georg Meyer, Waldmann, Fürst und G. B. Gruber, Münch. med. Wochenschr. 1910. S. 1584.

2) Gaßner, Zeitschr. f. Hyg. u. Infektionskrankh. 1917. Bd. 84. S. 279.

Nasopharynx spielt eine Rolle, wenn die Infektion zur wirkungsvollen Reaktion des Körpers, zur Infektionskrankheit führt, sondern der ganze Respirationstraktus oder einzelne Teile desselben können dann als Pforte der Krankheitserregung in Betracht kommen. Gewiß sind Anginen im Anfang nicht selten; allein durch Göppert[1]) wurden wir bereits darauf .hingewiesen, daß der ganze Respirationstraktus von der Nase und ihren Nebenhöhlen bis zu den Lungenbläschen im Anfangsstadium der epidemischen Meningitis mehr oder weniger heftige Entzündungserscheinungen zeigt, die dem Ausbruch der eigentlichen Krankheit vorausgehen. „Der Zufall und die Laune des Genius epidemicus bringt es mit sich, daß der eine Beobachter diese, der andere jene Affektion mehr beobachtet hat. Keine dieser Affektionen ist an sich obligatorisch, und so darf die Vermutung ausgesprochen werden, daß einmal dieser, einmal jener Punkt der Schleimhaut die Eintrittspforte der Meningokokken abgibt.“

Es dürfte ohne weiteres einleuchtend sein, daß entzündliche primäre und lokale Affektionen im Bereich des Rachens, des Kehlkopfes, der Luftröhre und Bronchien, Affektionen, die wegen des sie begleitenden schweren Reizzustandes sogar schon die Tracheotomie nötig gemacht haben, daß also derartige Affektionen zu Nebenhöhlenerkrankungen auf dem Wege des kontinuierlichen Uebergreifens der Entzündung führen können. So dürfte wohl die Mehrzahl der Paukenhöhlenerkrankungen durch Meningokokken zu erklären sein.

Man hat nun früher angenommen, daß auf dem Wege der Lymphscheiden, entlang den Hirnnerven die Erkrankung auf die Meningen verschleppt werde; diese Anschauung ist kaum beweisbar, sie ist sehr unwahrscheinlich, unwahrscheinlich schon deshalb, weil der Strom der Lymphe nicht von den Nebenhöhlen oder dem Nasopharynx nach dem Inneren des Hirnschädels führt. Und doch sind Fälle bekannt, in denen die Hirnhäute direkt vom Nasopharynx her infiziert worden sind. Allein hierbei handelt es sich um eine traumatische Freilegung eines direkten Infektionsweges, um Fälle von Schädelbasisfrakturen. Solche Beobachtungen sind von Schottmüller[2]), Schmidt[3]) und H. Kerschensteiner[4]) gemacht worden. Auch hier handelte es sich um den Modus des kontinuierlichen Uebergreifens vom Nasopharynx zum Gehirn.

---

1) Göppert, Klin. Jahrbuch. 1916. Bd. 15. S. 524.
2) Schottmüller, Münch. med. Wochenschr. 1905. S. 1617.
3) Schmidt, Deutsche med. Wochenschr. 1916. S. 124.
4) Vgl. G. B. Gruber, Zeitschr. f. Hyg. u. Inf.-Krankh. 1915. Bd. 80. S. 219.

Gegenüber diesen seltenen Ausnahmefällen gilt jedoch die hämatogene Propagation der Meningokokken als Regel, nachdem sie wohl an den Orten der ersten Ansiedelung und Reaktion zwischen Nase und Lungenbläschen in die Blutbahn eingedrungen sind. Der Beurteilung der Meningokokkenerkrankung als einer allgemeinen septikopyämischen Erkrankung, wie sie oben bereits erläutert wurde, liegt die Voraussetzung einer solchen Pathogenese zugrunde. Sie wird vor allem gestützt durch jene Fälle, in denen vor dem Eintritt meningealer Reizzeichen bakteriämische Symptome zu erheben waren, sei es daß die Keime im Blut aufgefunden wurden, sei es daß rezidivierende Hautausschläge bei Meningokokkämie der Meningitis wochenlang vorausliefen (Salomon).

Wenn wir nun auch die Pathogenese der Meningokokken im ganzen und großen zu kennen glauben, so bleibt doch noch viel Einzelnes rätselhaft. Höchst merkwürdig ist es doch wohl, daß in so vielen Fällen die im Blut kreisenden Bakterien lediglich im Hirnhautsack sich ansiedeln und vermehren, daß sie in anderen Fällen auch die Gelenkshöhlen bevorzugen usw. Es müssen Gründe optimaler Ernährungsbedingungen sein, die ihnen hier die Ansiedelung ermöglichen, Bedingungen, über die wir sehr im unklaren sind. Rätselhaft ist es auch, warum der eine oder andere, best organisierte und an und für sich kerngesunde Mensch eine Vielheit von metastatischen Meningokokkenentzündungsherden aufweist, während im Verlauf derselben „Epidemie“ ein anderer, viel schwächlicherer Patient lediglich mit einer meningealen Erkrankung reagiert. Rätselhaft ist es, warum sich bei dem einen die Krankheit schnell zum Guten wendet, beim anderen schnell zum Schlechten.

Eines der schwersten Rätsel bildet für uns jedoch die Tatsache, daß die Menschen nicht gleichmäßig von der Krankheit ergriffen werden, sondern nur der oder jener scheinbar wahllos von der brutalen Infektion ergriffen wird, und sei es der kräftigste und scheinbar widerstandsfähigste Mann. Wir können die ganze Summe der Bedingungen zur Krankheitserregung durch den Meningokokkus noch nicht überschauen. Wir vermuten nur von einzelnen Momenten, daß sie eine Bedeutung in diesem Sinne besitzen.

So scheint uns aus unseren eignen Beobachtungen hervorzugehen, daß das Auftreten von Meningokokkenerkrankungen an bestimmte klimatische Verhältnisse gebunden ist. Sie zeigen eine gewisse Vorliebe für die Monate mit wechselnder Witterung. Es kommt dabei nicht so sehr auf die kalte Jahreszeit an, wie etwa bei der

Diphtherie, was Jochmann[1]) des näheren dartut, als vielmehr auf jene naßkalten Uebergangszeiten weniger im Herbst als im späten Winter und im Frühjahr. Mit dem Eintritt der gleichmäßig wärmeren Jahreszeit sinkt die Morbiditätszahl der akuten Zerebrospinalmeningitis entschieden ab. Diese Feststellungen weisen darauf hin, daß für das Zustandekommen der Meningokokkenerkrankung eine Erkältungsdisposition ebenso sehr in Frage zu ziehen ist, als dies bei der kruppösen Lungenentzündung und bei der Grippe geschieht. Und tatsächlich stimmen nach Kutscher[2]) die Morbiditätskurven in ihren ansteigenden Aesten für diese drei Krankheitsgruppen überein. Auch wir haben im Winter und Frühjahr 1915 ein Zusammenfallen von gehäuften Meningokokkenmeningitiden und kruppösen Pneumonien wahrgenommen. In diesen Zeiten neigen alle schwer körperlich arbeitenden Menschen zu katarrhalischen Affektionen der Bronchien und des Rachens. Kommt dazu, daß durch Aufenthalt in schlecht gelüfteten, überbelegten, engen Räumen, Nachtquartieren und Wohnungen der Kontakt der einzelnen Individuen ein sehr inniger ist, so wird gleich durch das katarrhalische bedingte Schnauben und Husten eine Verbreitung von Keimen begünstigt, die anfangs nur der eine und andere der Belegschaft in sich trug. Geraten nun die Keime in besonders geeignete, widerstandslose Individuen, dann flammt die Erkrankung auf. Der Kranke aber kann durch bei ihm erfolgende Virulenzsteigerung der Kokken erst recht zu einer Quelle neuer Keimverbreitung mit gefährlicherer Aussicht auf Krankheitserzeugung werden. Da die Inkubation bei der Meningokokkenerkrankung nur 3—5 Tage dauern soll, läßt sich ermessen wie schnell und intensiv die Häufung der Erkrankungsfälle sich gestalten kann, so intensiv, daß man wohl gelegentlich von einem epidemischen Auftreten der Zerebrospinalmeningitis sprechen durfte.

Ganz abgesehen von der sog. Altersdisposition und der unwahrscheinlichen Geschlechtsdisposition, über die wir schon oben gehandelt haben, ergibt sich also, daß die mit fortgesetzter körperlicher Anstrengung in naßkalten Monaten gegebene Erkältungsmöglichkeit, ferner das enge Zusammenleben in engen, unhygienischen Quartieren disponierende Gründe für die Propagation der Meningokokken darstellen. Allein diese Bedingungen für eine Infektion mit dem Weichselbaum'schen Diplokokkus erklären uns nicht im

---

1) Jochmann, Mohr-Staehelin's Handbuch der inneren Medizin. 1. Bd. Mening. cerebrospin. epid. und Lehrbuch der Infektionskrankheiten. 1914 (Springer-Berlin) und Seuchenbekämpfung im Kriege. 1915 (Fischer-Jena). S. 176.

2) Kutscher, Lehrb. d. Militärhygiene. 1912. Bd. 4. S. 287.

geringsten, was schon oben als Rätsel angedeutet wurde, nämlich, warum gerade der und jener Mensch für die Erkrankung geeignet, bestimmt und schutzlos preisgegeben erscheint. Dieser Punkt der (inneren) Disposition oder der mangelnden Resistenz, der für die Folgeerscheinungen optimalen Konstitution des Einzelnen blieb bisher so ungeklärt, wie für das Befallenwerden mit einer kruppösen Lungenentzündung, deren Keime ja auch von unzähligen Menschen schadlos getragen werden. „Diese individuellen Verhältnisse sind uns noch unergründlich, sie scheinen sich in der Tatsache des ganz verschiedenartigen Auftretens und Ablaufes der Meningokokkenerkrankung zu bekunden, die ja als proteusartig in ihren klinischen Erscheinungen bekannt ist. Daß man neben der einfachen Meningitis acuta cerebrospinalis eine foudroyante Form als eine ‚Meningitis siderans' (Niemeyer), eine subakute, eine abortive und eine atypische Form (Hochhaus, Schlesinger) aufstellen konnte, hat wohl auch hierin seinen Grund" (G. B. Gruber und F. Kerschensteiner).

Der proteusartige Charakter der Meningokokkenerkrankung wird noch verschärft durch die Tatsache, daß gar nicht so selten die Meningokokkeninfektion durch eine Mischinfektion oder eine Begleitinfektion mit andersartigen Keimen kompliziert wird. Außerordentlich zahlreiche Möglichkeiten liegen hier vor. Es gibt kaum ein pathogenes oder saprophytisches Bakterium, das nicht schon in Gesellschaft mit dem Meningokokkus im Lumbalpunktat gefunden worden wäre. Manchmal kann es auch schwierig zu entscheiden sein, ob der Meningokokkus primär oder sekundär zur Invasion kam.[1][2]

Sie sehen, meine Herren, es ist noch manches Fragezeichen umzustoßen, das bis heute bei Besprechung der Meningokokkenerkrankung, namentlich ihrer pathogenetischen und ihrer epidemiologischen Bedingungen bestehen bleiben muß. Sind wir doch nicht einmal imstande, die grob auffällige Erscheinung zu erklären, warum in einem Jahr kaum eine Erkrankung durch Meningkokken zu zählen ist, warum in anderen sprungweise sporadische Fälle auftreten, warum im dritten eine epidemieartige Häufung in brutalster Weise Opfer aus den gesündesten Bevölkerungsschichten fordert, um plötzlich zu enden, etwa wie die Heuschreckenschwärme der alten Zeit verschwinden, „ohne daß ihr Verschwinden immer so sehr, wie wir's möchten, auf die Wirksamkeit unserer Maßnahmen zurückzuführen ist", um mit F. Kerschensteiner zu sprechen. Und ebenso bleibt es uns rätselhaft, warum das eine Mal die Krankheit mit zahlreichen Fällen eines

---

1) G. B. Gruber, Deutsche mil.-ärztl. Zeitschr. 1916. S. 337.

2) Soergel, Klara, Ueber die Hauterscheinungen und die Mischinfektionen bei der Meningokokkenmeningitis. Inaug.-Diss. Jena 1917. Verlag Dölter, Emmendingen.

auffälligen hämorrhagischen Symptomkomplexes auftritt, ein anderes Mal in scheinbar einfacherer und prognostisch nicht günstigerer Form. Das Schlagwort vom „Genius epidemicus" erklärt uns ebenso wie das von der „Virulenzänderung" so gut wie keine dieser Rätselfragen.

Sind wir auch lange noch nicht tief genug ins Wesen der Meningokokkeninfektion und -krankheit eingedrungen, so gibt uns doch die bisher gewonnene Erkenntnis schon allerlei Anhaltspunkte für die Bekämpfung der Krankheit und ihrer Verbreitung.

Sie wissen, daß die Meningokokkenerkrankung spezifisch und symptomatisch zugleich behandelt wird. Die spezifische Therapie mit Einverleibungen mit Antimeningokokkenserum in den Organismus ist hinsichtlich ihres Wertes und Unwertes noch Gegenstand wissenschaftlicher Auseinandersetzungen. Schlagend überzeugende Erfolge scheinen ihr bisher nicht beschieden gewesen zu sein. Aber wer möchte bei einer so heimtückischen Krankheit auf ein Mittel verzichten, das auch nur geringe Hoffnung auf Besserung des Zustandes gewährt?[1])

Von den nicht spezifischen Behandlungsmethoden soll hier nur die Vornahme der Lumbalpunktion erwähnt werden. Wenn Sie sich an die Ausführungen in früheren Abschnitten über die entzündliche Natur der Meningokokkenerkrankung, über ihre Neigung zur Exsudatbildung und besonders an die ganz überwiegende, gefährliche Bedeutung der Liquorvermehrung, der Hirndrucksteigerung erinnern, werden Sie sofort die große Tragweite dieser druckentlastenden Maßnahme erkennen, die unter Umständen wohl lebensrettend wirken kann. Freilich ist sie nur eine symptomatische Hilfe. Sie kann nicht dazu dienen, den Entzündungs- und Exsudationsprozeß aufzuhalten. Wenn nicht der Organismus aus eigenen Kräften, eventuell unterstützt durch das Gegenserum, der Infektionsfolgen Herr wird, dann können selbst gehäufte Lumbalpunktionen den schnellen Tod oder das Zustandekommen eines Wasserkopfes nicht verhüten.

Den größten Wert muß man natürlich darauf legen, die Verbreitung der Meningokokken und damit der Meningitisgefahr einzuschränken. Auch diesem Bestreben kann man auf doppeltem Wege nachkommen:

Erstens kann man die Meningokokkenträger ermitteln und versuchen, bei ihnen die Keime abzutöten bzw. zum Verschwinden zu bringen. Es ist dies jene Maßnahme, welche beim Vorkommen von

---

1) Ueber die Serumbehandlung, wie über die nicht spezifische und medikamentöse Therapie ist Ausführliches von der Hand Kerschensteiner's zu finden bei Gruber und Kerschensteiner, l. c., S. 526ff.

Meningokokkenerkrankungen für die Umgebung des Patienten vorgeschrieben wurde. Allein diese Maßnahme erfreut sich durchaus nicht allgemeiner Anerkennung. Das ist zweifellos, daß man regelmäßig in der Umgebung eines Zerebrospinalmeningitikers mit Meningokokkenätiologie mehr oder weniger Leute findet, deren Rachenschleim die Weichselbaum'schen Diplokokken beherbergt. Allein bis diese Jagd auf Kokkenträger sichere Erfolge zeitigt, vergehen ebensoviel und mehr Tage, als überhaupt die Inkubation der Meningokokkenerkrankung betragen soll; also kann inzwischen von den bereits Untersuchten und vorher negativ Befundenen eine ganze Zahl neu infiziert und zu Kokkenträgern geworden sein. Man wird so nie die absolute Menge der Kokkenträger eruieren können, wird nie verhindern können, daß doch da und dort gewissermaßen aus dem heimlich glimmenden Feuer eine Brandfackel jäh auflodert, so sehr man sich bemühte, ringsum die glimmenden Stellen auszutreten. Es ist eine richtige Danaidenarbeit, die hier geleistet wird, und zudem ist es eine mühselige, kostspielige und zeitraubende Arbeit, welche geschulter, bakteriologischer Kräfte bedarf. Sie haben ja eingangs gehört, welche Schwierigkeiten die exakte Diagnose der Meningokokken macht und wieviel Skepsis und Erfahrung nötig ist, um nicht irre zu gehen. Ich selbst habe, wie manche andere Autoren (z. B. Gaßner) mehrere hundert Kokkenträger isolieren helfen[1][2]. Wir haben diese Leute, von denen übrigens keiner, soviel ich weiß, an einer Meningitis erkrankte, mit desinfizierenden Mitteln (mit Argentum nitricum-Lösung 1—3$^1/_2$ proz. in die Nase gesprüht, 2—5 proz. auf die Rachenschleimhaut gepinselt, mit Gurgelungen von übermangansaurem Kaliwasser, mit Einstäubung von Pyozyanase) behandelt, und zwar Wochen, ja Monate hindurch; während dieser ganzen Zeit wurden sie in Lazarettbaracken fern von jedem Dienst gehalten. Der Erfolg war sehr wenig befriedigend. Alle 3 Tage wurde durch Entnahme von Abstrichen die Rachenschleimhaut geprüft. Ein einmaliger negativer Befund genügte uns jedoch nicht. Da kam es nun so und so oft vor, daß die zweite und dritte Kontrolluntersuchung eine Rückfälligkeit des scheinbar entkeimten Kokkenträgers erkennen ließ. Und während man sich vom Beginn der auftretenden Krankheitsfälle an größte Mühe gegeben hatte, die Kokkenträger schleunigst aufzuspüren, zu packen und aus allem Verkehr auszuschalten, häuften sich dennoch die Erkrankungen, indem manche Leute von jenen krank wurden, welche bei der

1) G. Mayer und A. Waldmann, Münchener med. Wochenschr. 1910. S. 475.

2) G. Mayer, Waldmann, Fürst und G. B. Gruber, Münchener med. Wochenschr. 1910. S. 1584.

Eruierung der Kokkenträger noch wenige Tage, ja Stunden vor Entnahme des Rachenschleims als frei von Keimen erkannt worden waren. Diese Methode zur Eindämmung der Meningokokkenverbreitung und der Meningitisgefahr hat also ihre großen Schwächen und Lücken, sie ist so unvollkommen, wie nur irgendein menschliches Beginnen. Soll man nun auf sie verzichten? Jedenfalls ist ihr mangelhafter Wert auch von anderer Seite erkannt worden [Klinger und F. Fourmann[1]), Gaßner[2])]. Die vielfache Analogie in der Pathogenese und der pathologischen Wirkung der Meningokokken und Pneumokokken, ihrem Vorkommen und ihrer Verbreitungsweise, sowie in der Tragik ihrer Wirkung hat mich veranlaßt, rückhaltlos über die Fadenscheinigkeit der Aufspürung der Meningokokkenträger und das damit bezweckte Eindämmungsbestreben der Meningokokkenmeningitis Bericht zu erstatten. Kein Mensch hat sich ernstlich an das Problem gemacht, die Pneumokokkenträger ausfindig zu machen und von ihren Keimen befreien zu wollen, wenn im Frühjahr und im späten Herbst eine Häufung von kruppösen Pneumoniefällen auftritt. So haben wir denn im Frühjahr 1915 das Experiment gewagt und die Morbiditätskurve der Meningokokkenerkrankungen bei gehäuftem Auftreten in München verfolgt, ohne daß wir von der Methode der Keimträgereruierung Gebrauch machten; nur allgemein hygienische Maßnahmen wurden getroffen, wie sie der zweite Punkt dieser Darlegungen enthält. Diese Häufung von Fällen nun ergab in keiner Hinsicht ein anderes Bild, erwies kein rascheres Umsichgreifen, keine blitzartigere Verbreitung der Fälle, als dies früher unter dem Einfluß der Kokkenträgerisolierung bemerkt worden war. Ich möchte daher nicht anstehen, die behördlichen Vorschriften hinsichtlich der Feststellung der Meningokokkenträger zu Zeiten einer Häufung von Meningokokkenerkrankungen abzuändern und nicht in der Umgebungsuntersuchung alles Heil zu sehen. Man kann auf diese Untersuchung verzichten, es kommt ihr nur ein sehr untergeordneter Wert zu. In dieser Hinsicht stimme ich mit Gaßner überein, der wohl das größte Menschenmaterial auf Kokkenträger in Europa durchuntersucht hat.

Bei dieser Gelegenheit sei darauf hingewiesen, daß die große Furcht mancher wenig kundiger Menschen vor der Ansteckungsgefahr der „Genickstarre“ völlig unbegründet ist. Dies Wort und die damit verbundenen Begriffe sind ein solcher Popanz geworden, daß man es schon deshalb nicht zur Diagnose verwenden sollte. Die amtliche Benennung „Uebertragbare Genickstarre“ ist überhaupt sehr hinkend. Abgesehen von der mehrfach betonten Tatsache, daß das Zeichen der Genickstarre bei der Meningokokkenerkrankung nicht so selten fehlt, ist die Uebertragbarkeit

---

1) Klinger und F. Fourmann, Münchener med. Wochenschr. 1915. Nr. 31. S. 1037.

2) Gaßner, Zeitschr. f. Hyg. u. Infektionskrankh. 1917. Bd. 84. S. 294.

hier nicht im Sinne einer Kontagiosität, wie bei Scharlach, Masern oder Pocken, nicht einmal wie bei Ruhr und Typhus, vorhanden. So wird das Attribut „übertragbar“ im Fall des Vorkommens von Meningokokkenerkrankungen nur allzu ängstliche Gemüter von Laien und von Aerzten schwer beunruhigen und verwirren. Die Bekämpfung einer Infektionskrankheit erfordert aber ruhige Klarheit und Sicherheit. Auf die Patienten und ihre Angehörigen macht es gewiß den ungünstigsten Eindruck, wenn etwa gar der Arzt unbestimmte Angst vor eigener Ansteckungsgefahr erkennen läßt, wie ich das in einschlägigen Meningitisfällen öfter erlebt habe. Und doch ist noch kein Fall bekannt geworden (im Gegensatz zu Typhus, Scharlach, Diphtherie), daß Aerzte und geschulte Krankenpfleger infolge der Behandlung von Meningokokkenkranken selbst eine Meningokokkenerkrankung davongetragen hätten. Es wäre also sehr am Platze, die schiefe Benennung „Uebertragbare Genickstarre“ aufzugeben und sich der ätiologischen und weniger präjudizierenden Bezeichnung: „Hirnhautentzündung durch Meningokokken“ oder „Allgemeine Meningokokkenerkrankung“ zu bedienen.

Zweitens wird man versuchen, durch allgemein ärztliche und hygienische Maßnahmen die Verbreitung und Ansiedelungsmöglichkeit der Meningokokken einzuschränken. Die Art dieser Maßnahmen ergibt sich leicht, wenn man bedenkt, welche äußeren Momente die Keimübertragung begünstigen. Jehle hat das für die Berg- und Grubenarbeiter untersucht und sehr überzeugend dargestellt. Eine chronische Pharyngitis, an der diese Kategorie von Arbeitern sehr oft aus Berufsgründen leidet, macht sie empfänglich für Meningokokken. In den lichtarmen, feuchten Kohlengruben mag durch Anhusten oder durch mit dem Grubenschlamm verschmierte Sputumteile die Infektion erfolgen, die Weiterverbreitung begünstigt werden. Die infizierten Männer brauchen aber nicht zu erkranken. Dagegen tragen sie wieder dazu bei, in ihren niederen, dumpfigen und nicht immer reinlichen Wohnungen auf die Familienmitglieder die Keime zu übertragen. Die Pharyngitis zwingt sie zum Räuspern und Husten, sie entsagen zumeist nicht der Unsitte des Ausspuckens; ihre Kinder, welche oft auf dem Boden spielen und kriechen, beschmieren sich die Hände mit Sputumteilchen, infizieren sich und sind oft genug nicht resistent gegen die Folgen der Keimübertragung. Das enge Beisammenschlafen der Familienmitglieder (Kinder im Bette der Eltern) begünstigt natürlich nicht minder die Keimverbreitung.

Es muß sich also darum handeln, durch Hebung der persönlichen, körperlichen Hygiene, wie der Wohn- und Siedelungsverhältnisse, vor allem durch Betonung der Notwendigkeit strenger Reinhaltung von Wohn- und Schlafgemächern einen Riegel vorzuschieben. Diese Maßnahmen sind mindestens ebenso leistungsfähig wie die Methode der Keimträgeraufsuchung und Isolierung. Speziell für militärische Zwecke habe ich seinerzeit die in Betracht kommenden Gesichtspunkte zusammenstellen müssen und lasse sie im Wortlaut hier folgen:

1. Man hat jede allzu enge Belegung von Unterkünften zu vermeiden, oder doch anzustreben, daß sich die Inwohner der

Räume nicht fortgesetzt — namentlich während der Nachtruhe — anhusten müssen. Geht es aber doch nicht anders, müssen z. B. in Massenquartieren die Leute vorübergehend sehr eng gelegt werden, so sorge man dafür, daß in einer Reihe von Lagerstätten der eine mit dem Kopf nach dem oberen, der andere nach dem unteren, der dritte wieder nach dem oberen Bettende gelegt ist, usw. Gute Lüftung, vernünftige Heizung, peinliche Sauberkeit der Räume, Vermeidung aller staub- und rauchentwickelnden Tätigkeit (Verbot des Bodenbespuckens und des trockenen Kehrens!) sind in solchen Räumen selbstverständlich.

2. Man sorge für gute persönliche Hygiene der Insassen der engen Räume, Pflege der äußeren Körperoberfläche, namentlich der Hände, des Mundes, der Zähne, des Rachens! Wechsel der Wäsche, Reinigung der Schneuztücher, Kleider und Stiefel, Bekämpfung des Tabakschnupfens, Vermeidung allzuvielen Nikotin- und Alkoholgenusses sind hier durchaus am Platze. Müssen schwere körperliche Anstrengungen geleistet werden, so ist auf der anderen Seite alle verfügbare Zeit zur körperlichen Ruhe auszunutzen und nicht dem sogen. Vergnügen in rauchigen, engen und düsteren Lokalen nachzugehen.

Man wird mit der Durchführung solcher Maßnahmen auf allerlei Schwierigkeiten stoßen; denn der Mensch ist zähe, wenn er von alten Gewohnheiten lassen soll, auch wenn es schlechte Gewohnheiten sind. Er wird um so zäher widerstehen, wenn er nicht einen schlagenden Erfolg im Voraus gesichert sieht. Nun, derartige schlagende Erfolge, eine Art von sofortiger, dem Laien ersichtlicher Ausmerzung weiterer Erkrankungsmöglichkeiten bieten selbstredend auch diese Vorkehrungen nicht. Absolut erfolgreich gegen die Meningokokkenerkrankungen und die Meningokokkenverbreitung können wir erst dann vorgehen, wenn wir die uns leider gänzlich unerklärbare Disposition für die Infektion in eine völlige Resistenz verwandeln können, oder wenn es gelingt, durch eine Art von spezifischer Sterilisation des Rachenschleimes die Ansiedelung und Vermehrung der Meningokokken von vorneherein zu vereiteln. Aber selbst wenn wir so glücklich wären, diesen Aufgaben nicht ohnmächtig gegenüber zu stehen, so könnte ihre Erfüllung doch nur gewährleistet werden unter Einhaltung strenger Reinlichkeit und Pflege des Körpers, der Siedelungen und Behausungen, eine Voraussetzung, ohne die niemals ein hygienisches Problem restlos gelöst werden kann.

Druck von L. Schumacher in Berlin N. 4.